# からだ巡らす 薬膳ごはん

新開ミヤ子 薬膳料理研究家 国際中医師

薬日本堂 監修

河出書房新社

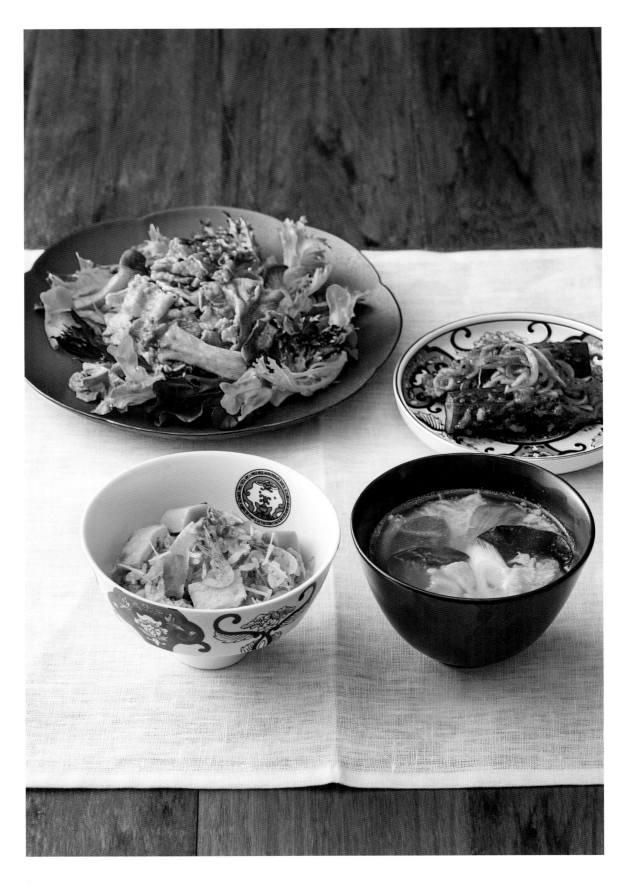

# おいしく食べてやさしく体調を整える。
# それが、からだ巡らす薬膳ごはんです

この本でご紹介する薬膳ごはんは、とびきりおいしい!

健康の基本はすこやかな胃腸にあります。
食欲が戻らない、胃がもたれる、お通じの具合が悪い……。
そんな不調をまず改善していきましょう。
おいしい薬膳ごはんを食べて、それをおいしいと感じたら——
胃腸の元気を取り戻すきっかけが生まれます。

# 食材と食材をかしこく組み合わせれば
# おいしさと効能がアップします

からだ巡らす薬膳ごはんで大事なポイントは、
食材を単独ではなく、組み合わせて食べることです。
各レシピに「巡らせPoint」を付しました。
コレとコレを組み合わせると
どんな作用があり、どんな効果がアップするかをまとめています。
さらに、これら食材の組み合わせは味わいの格上げにも役立ちます。

# お気に入りのレシピ、
# 適した食材を見つけて
# あなたの不調をゆっくり改善していきましょう

# Contents からだ巡らす薬膳ごはん

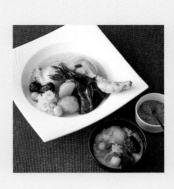

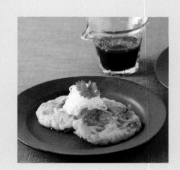

# 血を巡らせる薬膳ごはん

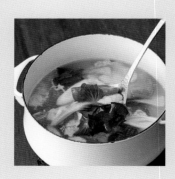

# Contents

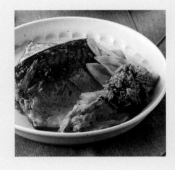

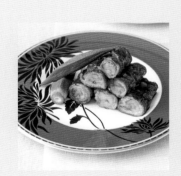

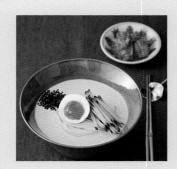
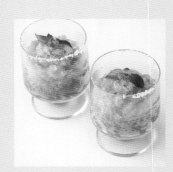

## この本では

### ■ レシピについて ■

・材料表の大さじ1は15cc、小さじ1じは5ccです。いずれもすりきりです。

・米は合で表記しています。1合は180ccです。

・オーブンはガスオーブンを使用しています。

・加熱時間・火加減の表記は目安です。お使いの機器によって異なりますので、ようすをみて調整してください。

・塩、しょうゆ、味噌、酢、みりん、酒（日本酒）、砂糖、油などの調味料は、できるだけ天然に近いものをおすすめします。

・「野菜ブイヨン」「チキンスープ」は市販品を表示通りに湯で薄めてください。なるべく無添加のものを選ぶことをおすすめします。

・レシピの食材が近所のスーパーで見つからないときは、ネットで探してみてください。

### ■ 保存期間について ■

・料理やタレなどの保存期間は、保存するときの状態や冷蔵庫・フリーザーを使う頻度など、さまざまな条件で変わってきます。保存したものを食べるときは、目と鼻をきかせてチェックするようにしましょう。

### ■ 体調・体質について ■

・体調や体質は、年齢や環境、生活・食事習慣などによって微妙に変化します。これと決めつけずに柔軟にとらえ、ひとつの食材ばかり食べすぎることは控えましょう。

・食材の作用は、単独で働くわけではありません。いろいろな食材をバランスよく食べることを心がけましょう。

・適した食材や料理を食べても体調がよくならず、悪化するようなときは医師の診断を受けることをおすすめします。

# Part 1

# からだ巡らす薬膳ごはんとは

食材には
気・血・水を巡らせるパワーがあります。
それを知り、自分の体調や
体質に合わせて食べる──
それが「からだ巡らす薬膳ごはん」。
まずは、薬膳の基本と
食べ方をご紹介しましょう。

# 「巡り」とは「気・血・水」が
# 全身にゆきわたること

東洋医学に基づく薬膳では、からだは気・血・水という3つの要素でつくられていると考えます。
健康とは、全身に気・血・水が必要十分にあり、それぞれの巡りがスムーズな状態です。

## からだをつくる3要素「気・血・水」

・気は血をつくり巡らせる
・血は気をのせて巡る

・気は水をつくり巡らせる
・水は気をのせて巡る

### 気

命を維持するために必要なエネルギーのこと。食事・呼吸によってつくられ、体内を絶え間なく流れている。気の不足や巡りの滞りは、からだのあらゆる部分で不調が起こる原因になり、精神にも影響を与える。

### 血

血液そのものと、全身に栄養を送って潤す働きを指す。また、精神を安定させる働きもあり、睡眠とも深いつながりがある。血の不足や滞りは、循環器・婦人科系の不調の原因になるほか、精神的な不調も多々みられる。

### 水

体内にある血液以外の水分（リンパ液、消化液、だ液、尿、汗などの体液）と、全身を潤す働きを指す。水の不足や滞りは、からだの内外の乾燥の原因になるほか、水分代謝が悪化して起こる不調を招きやすくなる。

・水は血の材料になる
・血は水を支えている

＊図の矢印は気・血・水の相互の働きかけで、ひとつでも不足したり、滞ると影響を与え合うことを示しています。

# 「気・血・水」の不足と滞り あなたはどのタイプ？

からだの不調の原因は、おもに気・血・水の不足と滞りです。
自分の症状がどれにあてはまるかチェックしてみましょう。

## 気・血・水の不足と滞りのタイプ

### 不足すると…

### 巡りが悪くなり滞ると…

## 気

### 気虚のタイプ

エネルギー不足による倦怠感、
カゼをひきやすい、消化が悪いなど

**改善ポイント** 気は朝つくられます。早寝早起きを心がけて朝食は摂りましょう。朝の散歩も効果的。

### 気滞のタイプ

ストレスや不規則な生活による
イライラ、不安感、不眠など

**改善ポイント** 気分転換やリラクゼーションでこまめにストレス解消を。香りは気を巡らせます。ハーブやアロマ、香味野菜を取り入れて！

## 血

### 血虚のタイプ

栄養不足や睡眠不足によるめまい、
眠りが浅い、肌の乾燥、目のかすみ、
物忘れなど

**改善ポイント** 血は夜つくられます。夜更かしには気をつけて。パソコンやテレビ画面の見すぎも血を消耗します。赤や黒い色の食材を活用しましょう。

### 瘀血のタイプ

淀んだ血が溜まることによるニキビ、
肌のくすみ、目のクマ、肩こり、
月経痛など

**改善ポイント** 冷えやストレスは瘀血の原因に…。腰まわり中心にからだを温め、血行をよくしましょう。長時間の同じ姿勢は避け、軽いストレッチを心がけて。辛味野菜は血の巡りをよくします。

## 水

### 津虚のタイプ

水分不足による肌や髪のパサつき、
口や目の渇き、関節がギシギシするなど

**改善ポイント** 水分はこまめに少量ずつ摂りましょう。酸味と甘味を一緒に摂ると潤いアップにつながります。

### 水滞のタイプ

体内に水分が溜まることによるむくみ、
関節のこわばり、鼻水、下痢など

**改善ポイント** 水分代謝を活発にする入浴は長めに。水分の摂りすぎに注意して、飲み物は温かいものを選びましょう。

\*タイプの名前は「気・血・水弁証法（気・血・水による診断方法）」によるものです。
\*複数のタイプがあてはまることもあります。この場合、複数の体質・不調があると考えてください。

# 「気・血・水」を巡らせるのは「五臓」の働き

東洋医学では、からだの働きを五臓に分けて考えます。
五臓はそれぞれ影響し合いながら気・血・水をつくり出して蓄え、巡らせています。

## 五臓の働きと不調・おすすめ食材

| 五行＝五臓 | 働き | 不調 | おすすめ食材 |
|---|---|---|---|
| 木＝肝 | 生命エネルギーを全身に巡らせる | イライラ、無気力など | 小松菜、春菊など緑の野菜や酸味のある果物を、普段から摂りましょう。 |
| | 血液を貯蔵し血流の量を調節する | めまい、生理不順、疲れ目など | |
| 火＝心 | 血液を全身に送るポンプの役割 | 動悸、不整脈、焦りなど | 赤身の肉やドライフルーツなどで血を補い、苦味のある食材で余分な熱を取り除きましょう。 |
| | 精神や意識のコントロール | 不眠、不安、記憶力の低下など | |
| 土＝脾 | 飲食物の消化吸収に関わる働き | 消化不良、食欲不振、下痢など | 黄色くて甘い主食（穀類、いも類、豆類）をしっかり噛んで食べましょう。 |
| | 血管から血が漏れないようにする | 月経が長引く、不正出血など | |
| | 内臓や組織を持ち上げる | 内臓下垂、肌のたるみなど | |
| 金＝肺 | 呼吸に関わる働き | 鼻水、鼻づまり、アレルギーなど | 白きくらげ、松の実、百合根、白ごまなど、白い食材で潤いを補給。辛味のある大根、しょうが、スパイスは、邪気が体内に侵入するのを防いでくれます。 |
| | 身体の表面を防御する働き | カゼをひきやすくなる、敏感肌など | |
| | 体内の水分を全身に配る | 肌の乾燥、シワなど | |
| 水＝腎 | 生命力を蓄え、生命維持に関わる働き | 足腰が弱る、白髪、難聴、物忘れなどの老化、不妊症、発育不全、精力減退など | 黒い食品を毎日取り入れることは、エイジングケアにつながります。 |
| | 水分代謝のコントロール | むくみ、頻尿など | |

## 五臓は五行説から生まれた

自然界のすべては「木・火・土・金・水」の5要素から成り立っているとする「五行説」。ここから生まれたのが「五臓」です。

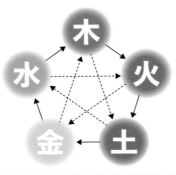

木＝木が生長するのびやかなイメージ
火＝熱い炎が立ち上るイメージ
土＝万物を育てる大地のイメージ
金＝清涼、清潔で静かなイメージ
水＝下方に流れる冷たい水のイメージ

⟵ 相手を助ける関係
⟵‥‥ 相手をコントロールする関係

# 食材の性質「五味」は「五臓」に働きかける

東洋医学では、食材すべてを5つの味に分類します。
五味にはそれぞれ作用があり、五臓に働きかけて機能をサポートします。

## 五味の作用と五臓の関係

| 五味 | 五臓との関係 | 作用 | おもな食材 |
|---|---|---|---|
| 酸<br>（さん） | 肝<br>に働きかける | ・筋肉や内臓を引き締める<br>・汗や尿の出すぎを防ぐ<br>・下痢を止める | 酢、梅、レモンなど |
| 苦<br>（く） | 心<br>に働きかける | ・余分な熱をとる<br>・余分な湿気をとる | ゴーヤ、菊花、緑茶、コーヒーなど |
| 甘<br>（かん） | 脾<br>に働きかける | ・気を補う<br>・痛みをやわらげる<br>・からだを潤す | 穀類、いも・豆類、肉、魚、卵、牛乳、大豆・大豆製品、根菜、ナッツなど |
| 辛<br>（しん） | 肺<br>に働きかける | ・気・血を巡らせる<br>・滞ったものを発散させる | 唐辛子、しょうが、大根、青じそ、パクチー、ねぎ、にんにく、みょうが、スパイスなど |
| 鹹<br>（かん） | 腎<br>に働きかける | ・しこりをやわらかくする。<br>・便通をよくする。 | 魚介類、海藻類、粟、大麦、塩、味噌、しょうゆ |

＊五味の分類は、単純に舌に感じる味だけではなく、その味が持つ機能によっても分類されるため、実際の味とは異なる味に分類されるものもあります。
＊食材によっては、ひとつの味だけでなく、複数の味を持っているものも少なくありません（例/豚肉の五味は甘・鹹）。
＊鹹は「塩辛い味」。

# 「五性」は 食材の温める力、冷やす力

食材には「五味」とともに「五性」でも分類されます。
からだを温めて機能を高めたり、冷やして鎮めたりする働きを知りましょう。

## 五性の働きとおもな食材

| 五性 | 働き | おもな食材 |
|---|---|---|
| 熱性 | からだを温め、冷えをとる作用が強い。発汗を促し、新陳代謝を高める。冷えが原因の痛みや下痢の改善を助ける。 | 羊肉、シナモン、唐辛子、こしょう、ウイスキー、焼酎など |
| 温性 | 熱性よりおだやかに温め、冷えをとる。気・血の巡りをよくし、食欲不振や疲労からの回復を助ける。 | 牛肉、鶏肉、エビ、イワシ、もち米、ねぎ、にんにく、よもぎ、まいたけ、もも、栗、くるみ、酢、黒砂糖、紅茶など |
| 平性 | からだを温めも冷やしもしない。滋養強壮に働く。体質や季節にかかわらず、長期間食べてもよい。熱性や寒性の作用をやわらげる働きもある。 | 豚肉、カツオ、卵、牛乳、納豆、大豆、米、じゃがいも、しいたけ、にんじん、白菜、ブロッコリー、梅、ぶどう、ごまなど |
| 涼性 | 寒性よりおだやかにからだを冷やす。のぼせ、ほてり、不眠などの改善を助ける。夏の不調や熱中症にも適している。 | 鴨肉、大麦、そば、緑豆、豆腐、アスパラガス、きゅうり、ごぼう、セロリ、大根、トマト、いちご、緑茶など |
| 寒性 | からだを冷やす力が強く、熱をとる。発熱、興奮、炎症を鎮め、暑さによるのどの渇きや顔の赤みをやわらげる。 | 馬肉、ハマグリ、こんにゃく、ひじき、白瓜、ズッキーニ、たけのこ、もやし、ゴーヤ、すいか、バナナ、バター、塩など |

# 食材を色と働きで分類する「五色」

五色の分類は「青」「赤」「黄」「白」「黒」。
「五味・五性」とともに食材選びの手助けにしましょう。

## 五色の働きとおもな食材

| 五色 | 働き | おもな食材 |
|---|---|---|
| 青 | のぼせ、イライラの改善を助けて気分をリラックスさせる。 | 春菊、菜の花、ほうれん草、キャベツ、アスパラガス、セロリ、ミント、緑茶など |
| 赤 | 血を補い、巡りをよくする。貧血の改善を助け、元気と活力を与える。 | トマト、赤ピーマン、にんじん、赤身の肉・内臓類、赤身の魚、クコの実、ナツメなど |
| 黄 | 胃腸を元気にして消化を助ける。気分が明るくなる。 | 玄米、大豆、枝豆、アボカド、さつまいも、かぼちゃ、とうもろこし、えんどう豆、柑橘類など |
| 白 | 呼吸器の粘膜と皮膚を潤す。 | 白米、大根、百合根、かぶ、白きくらげ、白ごま、なしなど |
| 黒 | 滋養強壮の働きがあり、老化を予防する。 | 黒米、黒ごま、黒豆、しいたけ、海藻類、イカ墨、エビ、カキ、スッポンなど |

# 「気・血・水」を補う食材

気・血・水を巡らせたいとき、そもそも気・血・水が不足していては始まりません。
巡りのためには、まず気・血・水を補う食材を食べてチャージすることが大事です。

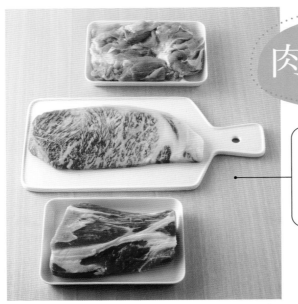

## 肉類・魚介類

肉類は、気・血を補う食材です。牛肉・豚肉・鶏肉は、気・血を補うと同時に胃の働きをよくするので、からだの基礎をつくるのに適しています。また、五臓の働きをサポートします。

魚介類は、気・血を補うと同時にからだを潤す働きがあります。ただし、肉類と違って旬や産地などの違いもあります。魚はほとんど温性で胃を温めますが、青魚は血を巡らせ、白身魚は気・水を巡らせます。貝類は寒性が多く、腎に働きかけ、余分な熱を冷まして水分代謝をよくします。

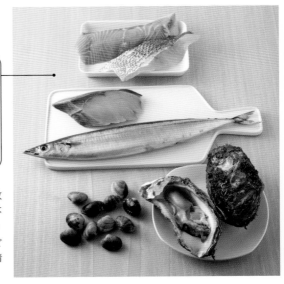

### 肉類・魚介類 こんな食材も

- ほとんどの肉は温性だが、羊肉は熱性で冷えを改善、馬肉は寒性で余分な熱をとる。また、豚足は肌に潤いを与え、豚の皮は涼性で余分な熱をとる。
- イカは潤いを与え、更年期の不調に適する。エビは温性で滋養強壮によい。カキは貝でも平性で精神を安定させる。

## 果物・ナッツ類

果物とナッツ類は、おもに水を補う働きのあるものが多いです。水を補うことで乾燥したからだを潤し、皮膚や髪だけでなく、五臓の不調も整えます。果物は、種類によって五性がさまざま。冬のものでも涼性、夏のものでも平性ということもあるので、不調や体質に合わせて選ぶようにしましょう。
ナッツは、気も補うので栄養不足や疲労からの回復によい食材です。ほとんどが平性や温性なので、常食してもあまり問題はありません。

## 野菜類

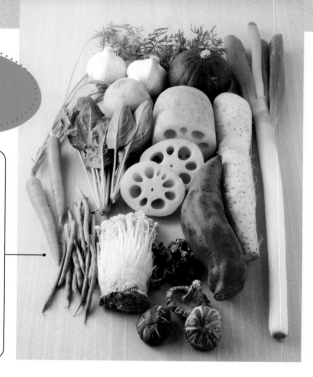

野菜は、気・血・水を補うと同時に巡らせるものが多いです。たとえばキャベツは、気を補って疲労回復に働く野菜ですが、同時に脾に働きかけて胃を丈夫にし、肝にも働いて解毒を助けるなど五臓の巡りをよくします。また、トマトは水を補うと同時に余分な熱をとり、気・血・水の巡りを整えます。野菜を選ぶときに大事なことは、旬のものに注目することです。夏の野菜は暑さや湿気をとる働き、冬の野菜は冷えや乾燥から守る働きがあるものが多くあります。

**生と加熱で
性質が変わる
野菜**

・野菜は加熱すると五性が弱まるものがある。れんこんは生では寒性で冷やす働きが強いが、加熱すると平性になる。大根は生では涼性だが、蒸したり、日光に干したりすると平性になる。

・いも類は、ほとんどのものが甘、平性。気を補って胃腸を整える。例外がこんにゃくで、辛・苦・寒性で血・水の巡りをよくする働きがある。

## 穀類・豆類

穀類と豆類は、ほとんどのものが気を補い、からだの基礎を整えます。

穀類は、気を補うと同時に脾に働きかけて胃の機能を整え、気・血・水の巡りを助けるので食事のベースとしてふさわしい食材といえます。米は平性ですが、麦、粟、そば、小麦、オートミールなどは涼性で熱をとり、気・水の巡りをよくする働きもあります。

豆類は、気を補うと同時に水分代謝や老廃物の排出を助ける働きもあります。小豆、黒豆は血の巡りをよくします。

**豆は
加工品を
使っても**

・豆類は巡らせ食材として優秀なので不調に合わせて食べたいものだが、調理に時間がかかるので敬遠しがちに。そこで、ゆでる手間がない缶詰や蒸し豆など加工品を利用するとよい。加工品になっても豆の性質は変わらず、栄養的にも損失が少ない。

# 「気・血・水」を巡らせる食材

気・血・水をチャージしたら、それらの巡りをサポートする食材を知りましょう。
薬膳でこれらの食材は「巡らせ食材」として活用されます。

## 薬味類

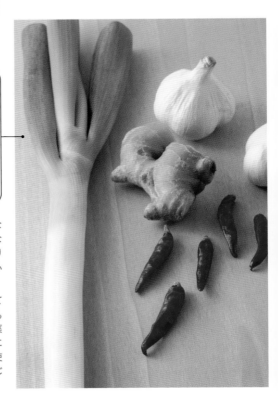

料理の薬味によく使うにんにく、しょうが、ねぎ、唐辛子は、どれも温性（唐辛子は熱性）で五味は辛。からだを温める力が強く、肺に働きかけて滞っているものを散らす作用があります。さらに辛の食材は血を巡らせます。ミント、にら、パクチー、青じそ、玉ねぎ、パセリ、みょうがなども辛の食材です。

**薬味の食べ方**

・薬味類の性質を知ると、効能を欲張って食べすぎになりがち。すると、余分な熱が溜まってのぼせ、炎症などを起こしたり、胃に負担をかけたりと、かえって巡りを悪くする。薬味類は食べすぎに注意して適量を心がける。

・からだを温める力は、冬の寒い時季はもちろん適しているが、夏にも活躍する。夏野菜はからだを冷やすものが多いので、その働きをおだやかにするために薬味を使う。たとえばズッキーニは寒性なので、にんにくや唐辛子と組み合わせるとよい。豆腐はニガリを使うため涼性だが、冷や奴の薬味にしょうが、ねぎ、青じそをプラスすれば冷やす働きがおだやかになる。

## きのこ類

ほとんどのものは、五味が甘で気・血を補い、ものによっては水の巡りをよくする性質もあります。なかでも巡らせ力があるのが黒きくらげで、気・血・水を巡らせて潤いを与えます。また、しいたけ、しめじも気・血を巡らせて体力低下や老化症状の改善を助けます。

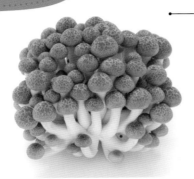

**きくらげの違い**

・薬膳によく使われる白きくらげは、黒きくらげとは品種が違い、性質も違う。白きくらげは潤す働きが強く、肌荒れや咳などによい食材。

## スパイス

おもな
スパイスの
効能

こしょう、クローブ、ナツメグ、シナモンなどのスパイスは、インド料理でおなじみですが、これらはすべて生薬です。インドだけでなくヨーロッパでも昔は薬として使われていました。また、中国料理の陳皮、八角なども生薬です。このように、スパイスは薬効があり、それらの多くがからだを温めて巡らせる働きです。

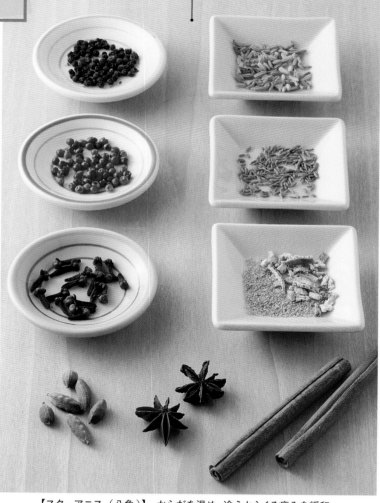

【ペパー（こしょう）】
からだを温め、
胃腸の働きを高める。

【クローブ（丁子）】
からだを温め、
胃腸の働きを改善。

【カルダモン（小豆蔲）】
気の巡りをよくし、
胃腸の働きを高める。

【フェンネル（茴香）】
からだを温め、
胃痛や腹痛を緩和。

【クミン（孜然）】
胃腸の働きを助けて
消化を促進する。

【陳皮】
気を巡らせて
脾に働きかけ、
消化吸収機能を
高める。

【シナモン（桂皮）】
下半身を温め、
足腰や月経の痛みを
緩和。

【スターアニス（八角）】 からだを温め、冷えからくる痛みを緩和。

【ターメリック（鬱金）】 気・血の巡りをよくし、痛みを緩和。

【ナツメグ（肉豆蔲）】 からだを温め、冷えからくる腹痛を改善。

# 季節ごとの食材選び

薬膳には季節ごとの養生があります。
影響を受ける五臓、食材の五味五性を知って食材を選びましょう。

## 春　冬に溜まった老廃物を排出しましょう

冬は新陳代謝が落ちて、老廃物が溜まりがちです。これを排出するのが春の食材。五臓ではストレスの影響を受けやすい肝の養生が大切です。食材は温性や涼性のもの、適量の酸と苦、甘のものを選ぶとよいでしょう。

### 食材

- 春キャベツ、菜の花、さやえんどう、あしたば、ふき、かぶ、ごぼう、じゃがいも、春菊、新玉ねぎ、たけのこ、山菜
- カレイ、キビナゴ、サヨリ、初ガツオ、タコ
- わかめ、ひじき
- いちご、キウイ

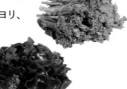

## 夏　暑さと湿気に対応しましょう

日本の夏は暑さだけでなく湿度の高さも特徴で、夏バテや熱中症に注意が必要です。五臓は心に負担がかかり、不安や不眠なども起こりやすいです。脾も養生しましょう。食材は温性や涼性のもの、苦や酸、甘のものを選ぶとよいでしょう。

### 食材

- オクラ、枝豆、きゅうり、かぼちゃ、なす、アスパラガス、青じそ、トマト、とうもろこし、ピーマン、レタス、瓜、ゴーヤ
- アジ、ウナギ、カジキマグロ、シジミ
- すいか、メロン、梅、さくらんぼ、ぶどう、もも

## 秋　気温の低下と乾燥、夏の疲れに注意しましょう

暑さで疲労したからだに、気温の低下と乾燥が悪影響を与えがちです。五臓は肺に負担がかかるので、潤いを与える食材（P16水を補う食材）が適しています。体質や不調に合った五性のもの、適量の辛と酸、甘のものもよいでしょう。

### 食材

- チンゲン菜、つるむらさき、白菜、かぶ、冬瓜、カリフラワー、かぼちゃ、じゃがいも、さつまいも
- サンマ、イワシ、サケ、サバ
- しいたけ、しめじ、まいたけ
- 銀杏、栗、なし、ぶどう、柿

## 冬　寒さによる巡りの悪化に対応しましょう

気温がぐっと下がるので寒さと乾燥で免疫力が低下します。カゼやインフルエンザなどに注意しましょう。五臓は腎を養生し、食材は温性や熱性のもの、辛や鹹のものを選びましょう。冷やす食材の食べすぎは避けること。

### 食材

- ごぼう、大根、れんこん、ねぎ、白菜、水菜、ほうれん草、小松菜、春菊、百合根、冬キャベツ、かぶ、里いも、山いも
- タラ、ハマチ、キンメダイ、ホッケ、サワラ、カキ
- りんご、みかん

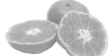

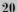

# 薬膳の食材・組み合わせ方

薬膳では、食材の組み合わせによっては作用に影響を与えると考えます。
代表的な組み合わせを知り、食材選びに役立てましょう。

## 相須（そうす）

同じような作用を持つ食材どうしを組み合わせると作用が高まる。

**例** 「鶏肉」と「山いも」➡両方とも胃腸の働きを高め、合わせると滋養強壮作用が増す。

## 相使（そうし）

メインの食材に、その効能を高める食材を組み合わせる。

**例** 「しょうが」と「黒砂糖」➡しょうがの作用は「お腹を温め、冷えをとる」。これに黒砂糖（温性、血を補う）を組み合わせ、しょうがの作用を高める。

## 相畏（そうい）

メインの食材の毒性が、サブの食材によって緩和されること。

**例** 「刺身」と「しょうが」➡中毒を予防し、生魚の涼性を緩和してからだを冷やしすぎない。

## 相反（そうはん）

食材の組み合わせによって激しい毒性や副作用が起こること。冷やす作用。

**例** 「かに」と「柿」➡両方とも冷やす作用が強いので、下痢や腹痛を起こす場合もある。

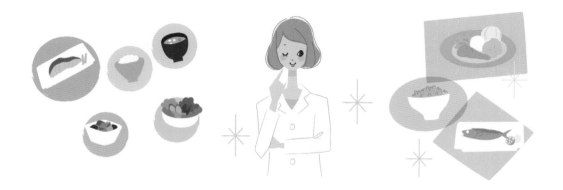

# 食材選びに役立つ薬膳のことば

薬膳ごはんとはなにか。その理解をさらに深めることばやルールをご紹介します。
体調を整えるごはんづくり、食材選びに役立ててください。

## 薬食同源
やくしょくどうげん

意味は「薬と食物はその源はひとつで、目的も同じである」ということです。東洋医学で用いる生薬（漢方薬）は、植物、動物、鉱物などすべて自然界に存在するもので、食材も同じです。また、病気の治療も日常の食事も、目的は命を養って健康を保つためと同じなのです。

## 似類補類
にるいほるい

意味は「弱っている部分と似たものを食べて補う」。例としては、肝臓が疲れているときはレバーを食べる、骨を丈夫にしたいときは魚の小骨を食べる、小豆は腎臓に形が似ているから腎臓を元気にしてくれてむくみを改善するなど、いろいろあります。

## 身土不二
しんどふじ

意味は「旬の季節に、自分の生まれ育った土地の産物を食べるのが一番よい」。人間は自然の一部です。住む土地の気候、風土、環境から切り離すことはできません。たとえば、日本では昔から魚、雑穀を中心に食べてきたので腸が長く、雑穀を消化するのに適したからだになっています。さらに、南北で地方が変われば産物も違い、気候に合わせた食材が食べられてきました。旬がわかりにくくなった今、思い出したいことばです。

## 一物全体
いちもつぜんたい

食材は、すべて動物や植物で、もともと「ひとつのいのち」です。いのちに無駄なものはなく、生きていくための栄養はその中にバランスよく含まれています。だから部分的に食べるより、丸ごと全体を食べるほうがよい、ということです。たとえば、白米より玄米、魚なら一尾全部、野菜は皮、根、葉を一緒に食べましょう。

# 気 を巡らせる薬膳ごはん

# Part 2

気は、血・水を巡らせ、
生命を維持するために
欠かせない要素です。
気を十分に補って巡らせる食材と
レシピをご紹介しましょう。

# 気の巡りが悪くなると……？

## こんな症状があらわれます

・ストレスが溜まりやすい。

・イライラして怒りっぽくなる。

・気分が憂鬱になりやすい。

・胸やお腹が張って苦しくなることがある。

・ガスが溜まりやすい。

・ゲップやしゃっくりが出やすい。

・喉に異物感や、詰まった感じがする。

・月経前に乳房が張る。

・顔はほてるのに、手足が冷える。

・下痢と便秘を繰り返す。

・そのほか、頭痛、顔面紅潮、口が渇く、口が苦くなる、
　難聴、不眠があらわれることも。

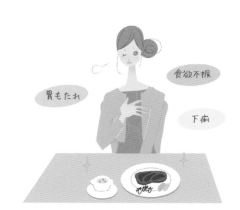

食欲不振

胃もたれ

下痢

## 気の巡りが悪くなる原因は?

| 精神的ストレスがある | さまざまなトラブル・悩み・怒り・悲しみなどが原因のストレスは、気の巡りを担う「肝」の働きを悪くする。また、ストレスやプレッシャーによる暴飲暴食が、巡りを悪くすることもある。 |

| 気が不足している | 虚弱体質・老化・栄養不足・疲労・慢性疾患・不摂生・不規則な生活などにより、食事の栄養が効率よく吸収されていない。 |

| 胃腸の働きが弱っている | 飲食の不摂生などで胃腸の働きが低下すると、水の巡りも滞るため、気・血・水全体のバランスもくずれ、悪循環になりやすい。 |

# 気を巡らせる食材は……？

酸の食材、香りのよい食材を意識して食べましょう。
辛・熱性の食材は食べすぎないように。

## 気を補い、胃腸の機能を高める食材

・肉類（とくに鶏肉）、
　魚介類（タラ、エビ、タイ）

・穀類（うるち米、もち米、
　オートミール、粟など）

・いも類、にんじん、かぼちゃ

・キャベツ、カリフラワー、
　ブロッコリー

・高麗人参

## 気を巡らせる食材
### （香りのよいもの）

・香り野菜（セロリ、春菊、三つ葉、
　パクチー、ミントなど）
・陳皮、スパイス、ジャスミンティーなど
・そば

・柑橘類（きんかん、グレープフルーツ、
　柚子など）

## 食べ方・生活で
## 気をつけること

・食べすぎ、飲みすぎを避ける。
・温かい料理・飲み物を選ぶ。
・体力に合った運動をする。
・早寝早起き（気は朝につくられる）。

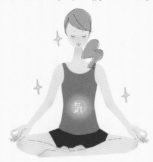

# エビとキムチのふんわりチヂミ

ホタテ缶のおいしい汁で生地をまとめます。
冷えを感じたときにアツアツを食べるのがおすすめ。

## 材料（2〜3人分）

むきエビ ──── 200g

ホタテ水煮缶 ──── 1缶（75g）

キムチ ──── 60g

A｜塩 ──── 小さじ1/2

　｜酒 ──── 小さじ2

　｜卵 ──── 1個（Lサイズ）

　｜薄力粉 ──── 大さじ3

　｜片栗粉 ──── 大さじ1

ごま油 ──── 適量

小ねぎの小口切り ──── 3本分

*卵はカラザを取り除く。

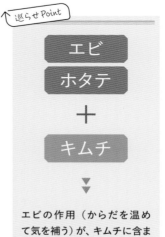

巡らせPoint

エビ

ホタテ

＋

キムチ

▼▼▼

エビの作用（からだを温めて気を補う）が、キムチに含まれるにんにく、しょうが、唐辛子などの巡らせ食材により高まる。

## 作り方

**1** エビは背ワタをとり、塩小さじ1と片栗粉大さじ1（分量外）を加えてもみ洗いし、水洗いして水けをふく。

**2** キムチは汁けをざっとしぼり（汁は大さじ1とっておく）、みじん切りにする。

**3** フードプロセッサーに**1**、Aを入れてスイッチを入れ、なめらかになったらボウルに移し、**2**、ホタテ缶（汁ごと）、ごま油小さじ1、小ねぎを入れてよく混ぜる。

**4** フライパンにごま油大さじ1を熱して弱火にし、**3**を入れて丸く平らにならし、焼き色がついたら返し、蓋をして6分ほど焼く。中央を押してみて弾力があれば焼きあがり。

*お好みで香味甘酢ダレ（P110）を添えても。

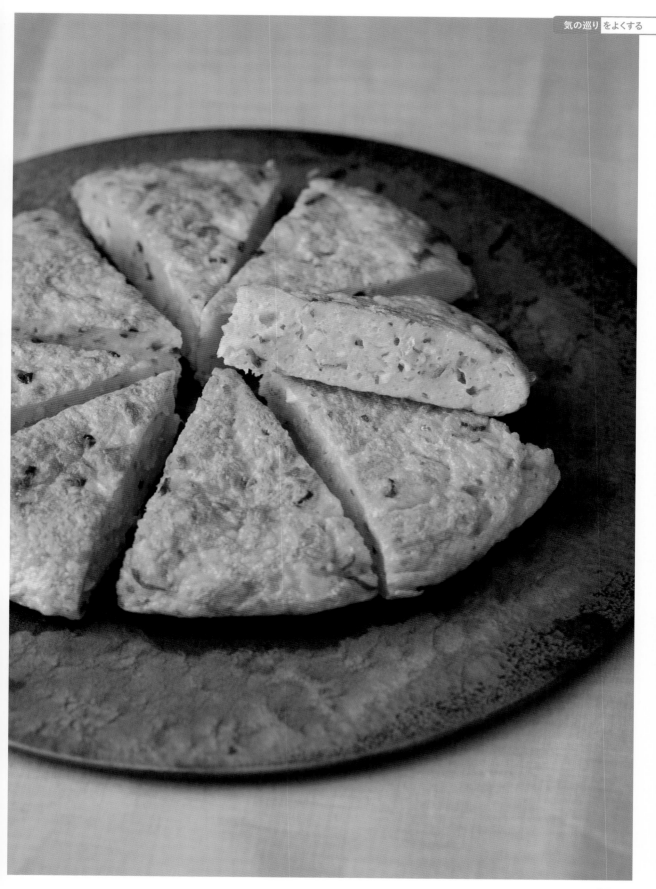

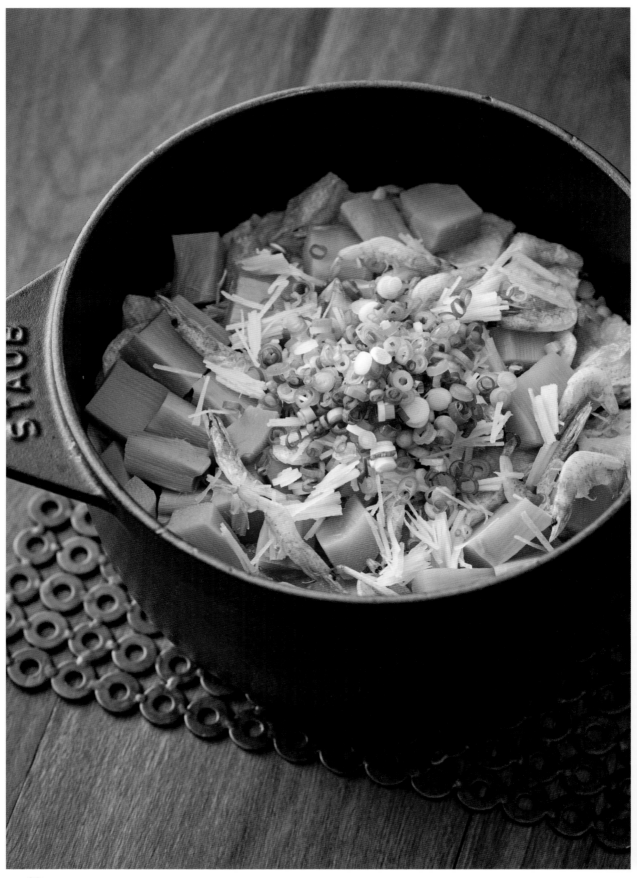

# 桜エビとメンマの炊き込みご飯

胃腸の調子が思わしくなく、
むくみや便秘があるときに食べたい一品。

## 材料（米2合分）

米 ……… 2合
桜エビ（乾燥）……… 15g
メンマ ……… 120g
油揚げ ……… 1枚
ごぼう（ささがき）……… 100g
だし（昆布とカツオ節）……… 400cc
めんつゆ（2倍濃縮タイプ）……… 大さじ2
小ねぎの小口切り ……… 3本分
針しょうが ……… 1片分

＊米は洗い、ざるに上げて水きりしておく。
＊メンマは極太タイプを使用。なければ普通のものでOK。

## 作り方

**1** メンマ、油揚げは2〜3cm角に切る。

**2** 鍋に小ねぎ以外の材料をすべて入れて炊く。材料表のだしは鍋で炊く場合なので、炊飯器で炊く場合はだしを360ccにする。

**3** 炊きあがったら小ねぎと針しょうがを散らし、全体をさっくり混ぜる。

巡らせ Point

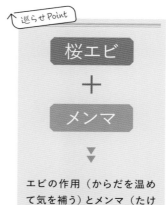

桜エビ
＋
メンマ

エビの作用（からだを温めて気を補う）とメンマ（たけのこ）の作用（体内の余分な熱をとって消化を促す）が体力向上に相乗効果を生み、デトックス力も高める。

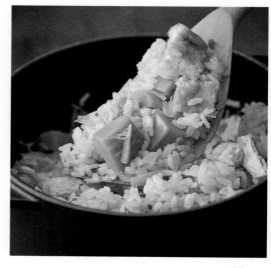

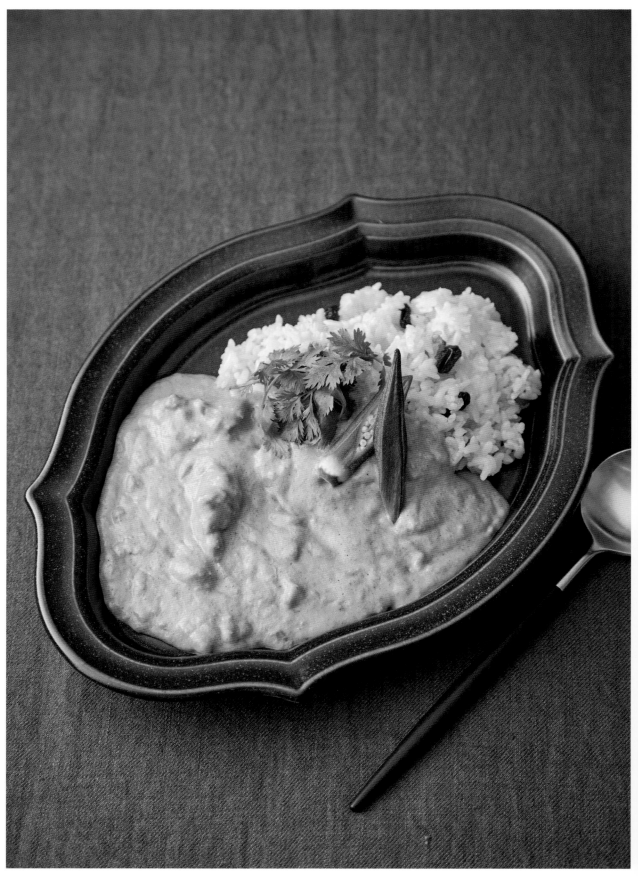

# チキンとカシューナッツの
# トマトクリームカレー

疲れたときはこんなカレーでからだを癒しましょう。
チキン、ナッツ、スパイスが協力して気を巡らせてくれます。

## 材料（4皿分）

鶏もも肉 ——— 200g
カシューナッツ ——— 80g
トマト ——— 400g
トマトペースト ——— 大さじ2
炒め玉ねぎ（市販品）——— 100g
野菜ブイヨン ——— 200cc
A｜塩 ——— 小さじ1/2
　｜こしょう ——— 少々
　｜にんにくのすりおろし ——— 小さじ1
カレー粉 ——— 大さじ2
生クリーム ——— 大さじ3
バター ——— 10g
ガラムマサラ ——— 小さじ1/2
塩 ——— 小さじ1/2

## トッピング

｜香菜・オクラ（ゆで）——— 各適量

## 作り方

**1** 鶏肉は食べやすい大きさに切り、Aをもみ込む。

**2** カシューナッツと野菜ブイヨンの半量はミキサーにかけてなめらかにする。

**3** 厚手の鍋にざく切りのトマト、炒め玉ねぎを入れて蓋をし、弱中火で5分ほど煮る。**1**、トマトペーストを加え混ぜ、蓋をして弱中火で5分煮る。

**4** カレー粉、**2**、残りの野菜ブイヨンを加えて蓋をし、弱火で15分ほど煮る。

**5** 生クリーム、バターを加えてひと煮立ちさせ、塩で味を調える。　仕上げにガラムマサラを加えて混ぜ、火を止める。干しぶどう入りサフランライスとともに器に盛り、トッピングをのせる。

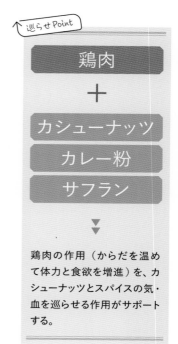

巡らせPoint

鶏肉
＋
カシューナッツ
カレー粉
サフラン

▼
▼

鶏肉の作用（からだを温めて体力と食欲を増進）を、カシューナッツとスパイスの気・血を巡らせる作用がサポートする。

## 干しぶどう入りサフランライスの作り方

**1** サフランひとつまみは酒（または白ワイン）大さじ2に浸し、20分おく。

**2** 米2合は洗って30分浸水させ、水きりして炊飯器に**1**を入れ、2合の目盛りまで水を加えて干しぶどう80gを入れ、炊く。

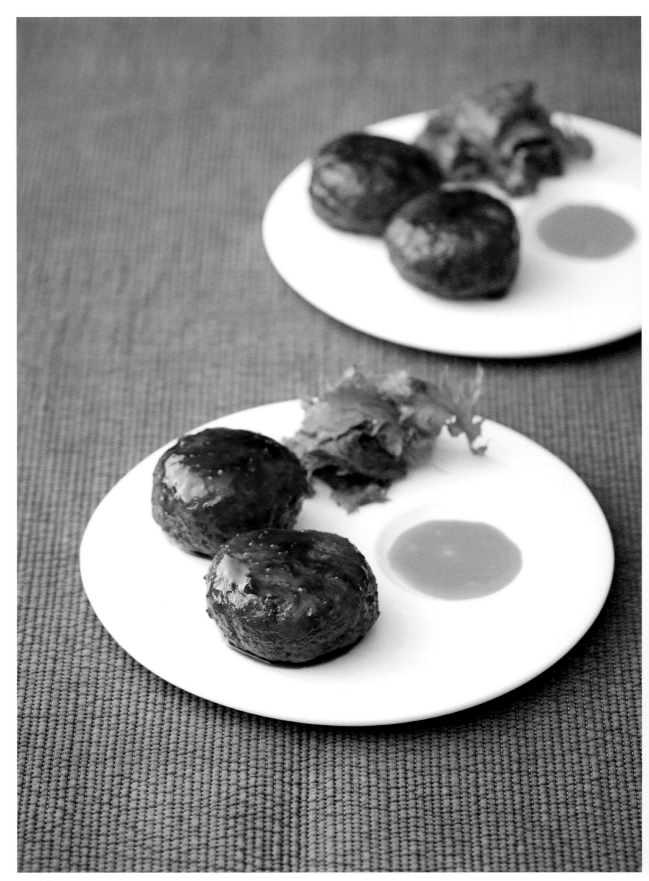

# 鶏と豆腐のつくね

疲れと乾燥が気になるときによいレシピ。
軽い口あたりなので、食欲がなくても箸が進みます。

## 材料（4皿分）

鶏ひき肉（もも）……… 300g

A | 絹ごし豆腐 ……… 100g
　 | しょうがのみじん切り ……… 15g
　 | れんこんパウダー ……… 大さじ1
　 | *片栗粉で代用してもOK。
　 | 塩・こしょう ……… 各少々

ごま油 ……… 適量

卵黄 ……… 適量

## タレ（作りやすい分量）

しょうゆ ……… 大さじ11と1/2
酒 ……… 大さじ2
オイスターソース ……… 40g
はちみつ ……… 20g
しょうがの搾り汁 ……… 大さじ1
にんにくのすりおろし ……… 小さじ1

*タレは密閉容器に入れて冷蔵庫で約1ヶ月保存可能。
鶏の照り焼き、豚のしょうが焼きなどに重宝。

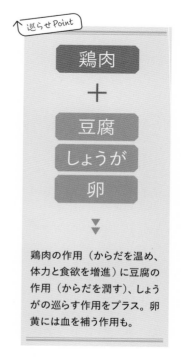

巡らせ Point

鶏肉
＋
豆腐
しょうが
卵
▼
鶏肉の作用（からだを温め、体力と食欲を増進）に豆腐の作用（からだを潤す）、しょうがの巡らす作用をプラス。卵黄には血を補う作用も。

## 作り方

**1** 鶏ひき肉にAを加えてよく練り混ぜ、8等分して成形する。

**2** フライパンにごま油を熱して中火にし、1を並べて焼き色がつくまで焼く。返して弱火にし、蓋をして5分ほど蒸し焼きにする。

**3** タレを大さじ4くらい加えてからめ、器に盛って卵黄を添える。

*写真ではわさび菜のナムルを添えています。

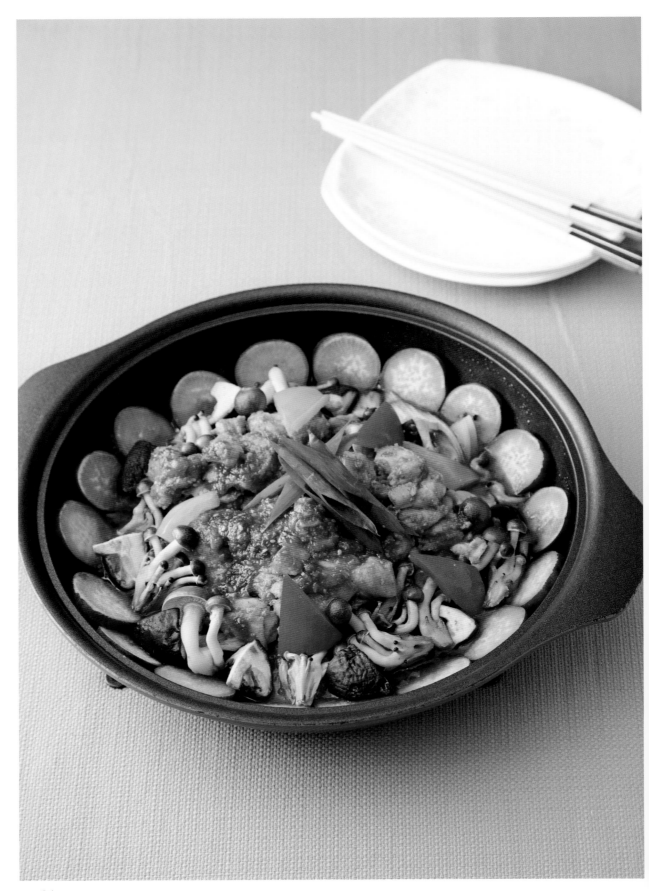

# 彩り野菜のタッカルビ

冷え性や無気力を感じたら食べましょう。
韓国風味とさつまいもの甘みが食欲をそそります。

## 材料（4人分）

鶏もも肉 ──── 約500g

コチュジャン万能ダレ（P110）──── 大さじ8〜

玉ねぎ ──── 1個

長ねぎ ──── 1本

さつまいも ──── 1/2本（約200g）

しいたけ ──── 4個

しめじ ──── 1パック

パプリカ、青ねぎ ──── お好みの量

ごま油 ──── 小さじ2

## 作り方

**1** 鶏肉はそぎ切りにしてコチュジャン万能ダレをからめる。

**2** 野菜はすべて食べやすい大きさに切る。さつまいもは輪切りにし、流水で洗って水けをきる。

**3** フライパンにごま油をひき、玉ねぎ、長ねぎ、鶏肉の順に平らに重ねる。フライパンの縁にさつまいも、きのこを並べ、蓋をして強中火にかける。蒸気が上がったら弱火にして15分ほど蒸し煮にする。

**4** パプリカを加えて5分ほど蒸し煮し、青ねぎをのせて火を止める。味をみてコチュジャン万能ダレを追加してもよい。

巡らせPoint

鶏肉
さつまいも
きのこ
＋
タレ

鶏肉・さつまいも・きのこの作用（からだを温め、体力と食欲を増進）をタレの巡らせ力がサポート。

**シメのポックムパッ（炒めご飯）**

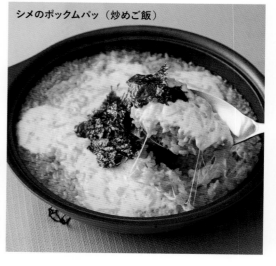

タッカルビは食材とタレが合わさったうま味たっぷりのつゆだくに仕上がるので、具材を食べたあとに汁が残るようにしておくとポックムパッが楽しめる。汁にご飯を入れてコチュジャン万能ダレを加えて混ぜ、シュレッドチーズをのせて蓋をし、中強火にかける。チーズが溶けたらポックムパッの完成。お好みで韓国海苔を散らして。

# お手軽サムゲタン

身近な薬膳食材でつくれるレシピです。
疲労感がつづいたときにおすすめ!

## 材料（4人分）

骨つき鶏もも肉 ——— 4本
玉ねぎ ——— 1/2個
にんにく ——— 5片
もち米 ——— 100g　＊もち米は洗って30分浸水させ、ざるに上げて水をきる。

### 薬膳食材＆食薬

| 長いも ——— 160g
| 黒きくらげ（生）——— 100g
| 白きくらげ（乾燥）——— 20g
| 栗・ナツメ・銀杏・蓮の実・クコの実 ——— 各8〜12個
青ねぎ ——— 適量
ごま塩（すり白ごまと塩を1：2の割合で混ぜる）——— 適量

## 作り方

**1** 鶏肉は流水で洗う。

**2** 玉ねぎは皮と根をとり、そのまま切らずに使う。にんにくは皮をむく。長いも、黒きくらげは洗って食べやすい大きさに切る。白きくらげは水で戻して石づきをとり、食べやすい大きさに切る。蓮の実は洗って水けをきる。

**3** 栗、銀杏は皮をむき、ナツメは洗って水けをきる。

**4** 鍋に**1**の鶏肉、水2ℓを入れて強火にかけ、沸騰したらアクをとる。もち米、**2**を加えてクッキングシートで落とし蓋をして鍋蓋もし、弱火で25分煮て**3**を加え、さらに20分煮る。火を止めて1時間くらいそのままおく（鶏肉がやわらかく仕上がる）。

**5** 器に盛りつけ、クコの実、斜め切りにした青ねぎをのせ、スープをかける。ごま塩をかけて食べる。

＊鶏肉などの具材とスープだけを取り分け、鍋に残ったおかゆは別盛りにするのもおすすめ。具材をいただいたあと、シメにおかゆを食べることで二度楽しめます。

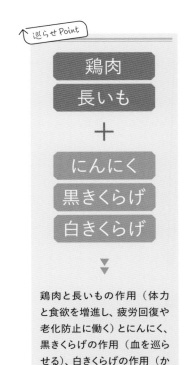

巡らせPoint

鶏肉

長いも

＋

にんにく
黒きくらげ
白きくらげ

鶏肉と長いもの作用（体力と食欲を増進し、疲労回復や老化防止に働く）とにんにく、黒きくらげの作用（血を巡らせる）、白きくらげの作用（からだを潤す）が協力し合う。

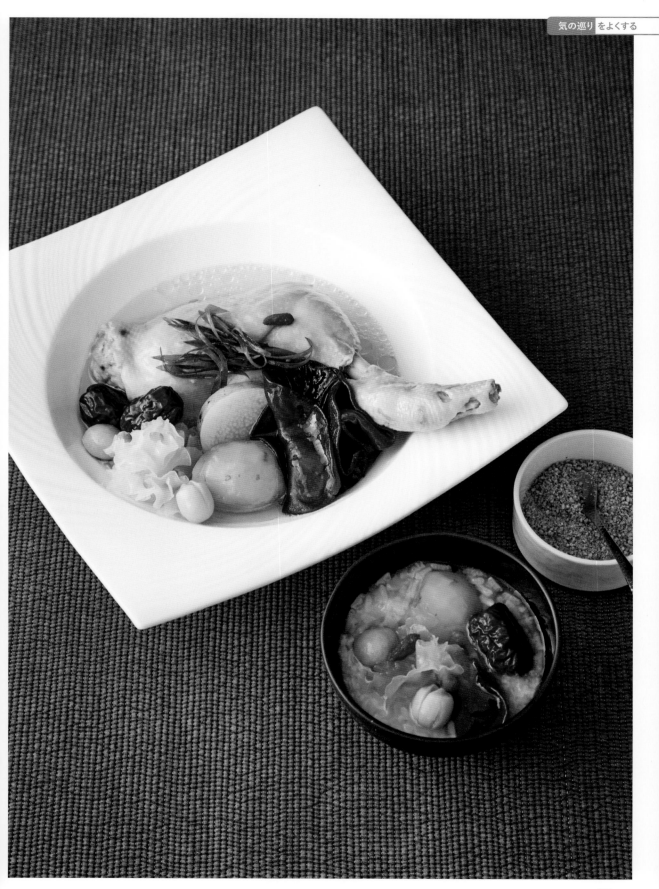

# 高麗人参とナツメの天ぷら
# 高麗人参のポタージュ

なかなか回復しない疲労に悩んだら食べましょう。
生の高麗人参は野菜のように使えておいしい食材です。

## 高麗人参とナツメの天ぷら

### 材料（3人分）

生の高麗人参（水参）
　　　　　—— 大きめ3本（小さめなら6本）
ナツメ —— 6個
松の実 —— 18個
衣
　|天ぷら粉（市販）・水 —— 各適量
揚げ油 —— 適量
塩 —— 適量

### 作り方

**1** 高麗人参は洗って水けをよくふき、大きい
ものは縦半分に切る。ナツメに詰める分
を少し取り分け（細い根を使っても）、千
切りにする。

**2** ナツメは洗って水けをよくふき、包丁で縦
に1本切り込みを入れて種をとり、松の
実と千切りにした高麗人参を等分に詰め
る。

**3** 天ぷら粉と水を混ぜて薄めの衣を作り、
高麗人参とナツメをくぐらせ、約180℃の
油で2〜3分揚げる。油をきって器に盛り、
塩を添える。

## 高麗人参のポタージュ

### 材料（5人分）

生の高麗人参 —— 約20g
玉ねぎ —— 1/2個
じゃがいも（大） —— 1個
ごぼう —— 100g
野菜ブイヨン —— 400cc
生クリーム —— 50cc
塩 —— 適量

＊高麗人参の苦みが強い場合は、生クリームを増やして調整するとよい。

### 作り方

**1** 高麗人参、玉ねぎ、じゃがいも、ごぼうは
すべて薄切りにする。じゃがいもは流水
で洗って表面のでんぷんを流し、水けを
きる。

**2** 鍋に野菜ブイヨンを入れて強火にかけ、
煮立ったら**1**を入れ、アクをとって蓋をし、
弱火で20分ほど煮る。盛りつけの飾り
用に高麗人参を少しとり分ける。

**3** **2**をミキサーにかけてなめらかにし、鍋に
戻して温め、生クリームと塩で味を調える。
器に盛りつけ、高麗人参の薄切りを飾る。

巡らせPoint

生の高麗人参

＋

ナツメ

根菜

▼

高麗人参の作用（胃腸の機能を高めて効率よく気を補い、血・水の不足も改善）とナツメと根菜の作用（気を補い、血をつくる）が相乗効果を生む。

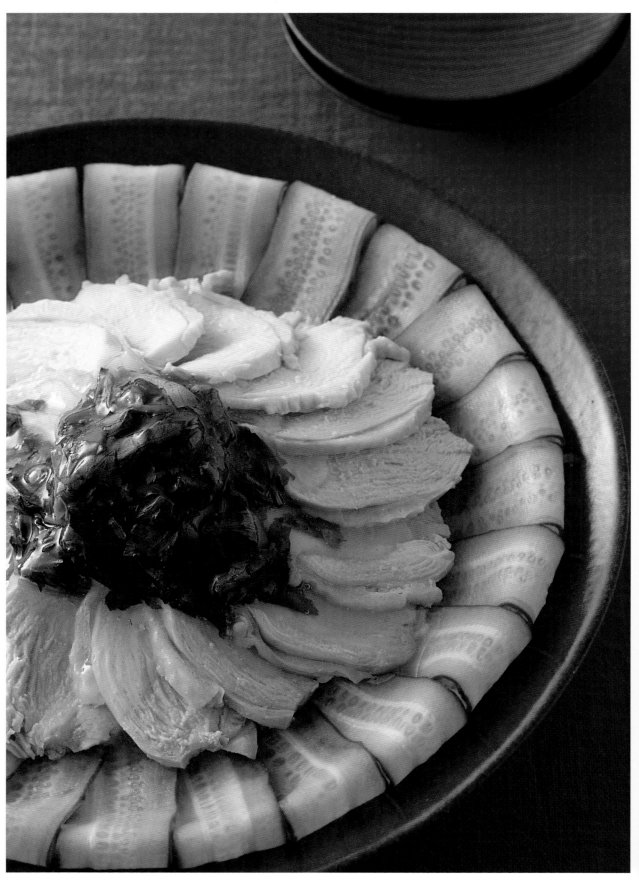

# 蒸し鶏の三つ葉にんにくソース

**鶏むね肉は胃腸に負担をかけず気を補います。**
**食欲をそそるソースで食欲不振の改善にも。**

## 材料（2人分）

鶏むね肉 ──── 1枚
長ねぎの青い部分 ──── 1本分
しょうがのスライス ──── 3枚
塩 ──── 小さじ1/3
酒 ──── 大さじ1
きゅうり ──── 2本

### 三つ葉にんにくソース

三つ葉 ──── 1束
にんにくのすりおろし ──── 少々
鶏のゆで汁 ──── 適量
片栗粉 ──── 大さじ1
塩 ──── 少々

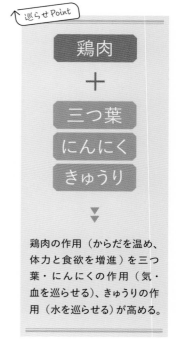

巡らせPoint

鶏肉
＋
三つ葉
にんにく
きゅうり
▼

鶏肉の作用（からだを温め、体力と食欲を増進）を三つ葉・にんにくの作用（気・血を巡らせる）、きゅうりの作用（水を巡らせる）が高める。

## 作り方

**1** 鶏肉に、塩と酒で下味をつける。鍋に鶏肉、長ねぎの青い部分、しょうがのスライス、ひたひたの水を入れて強火にかけ、沸騰したらアクをとる。蓋をして弱火にし、沸騰させない火加減で10分ほど煮て火を止め、そのまま冷ます。

**2** きゅうりはピーラーで薄切りにし、**1**の鶏肉は薄くスライスする。

**3** 三つ葉にんにくソースを作る。**1**の鶏のゆで汁を沸騰させ、にんにくのすりおろしと塩で味を調えて、水大さじ1で溶いた片栗粉でとろみをつける。約2cmに切った三つ葉を加え、火を止める。

**4** 皿にきゅうり、鶏肉の順に盛り、**3**をかける。

**鶏肉の保存方法**
**＆**
**ソースアレンジ**

ゆで汁ごと密閉容器に入れて、冷蔵庫で約3日間保存が可能。温めるときは汁ごと鶏肉を温めましょう。
ソースのアレンジとして、三つ葉とにんにくの代わりに、しょうがのすりおろしや搾り汁、千切りなど入れてもOK。
しょうがの温め力、巡らせ力のきいたソースになります。

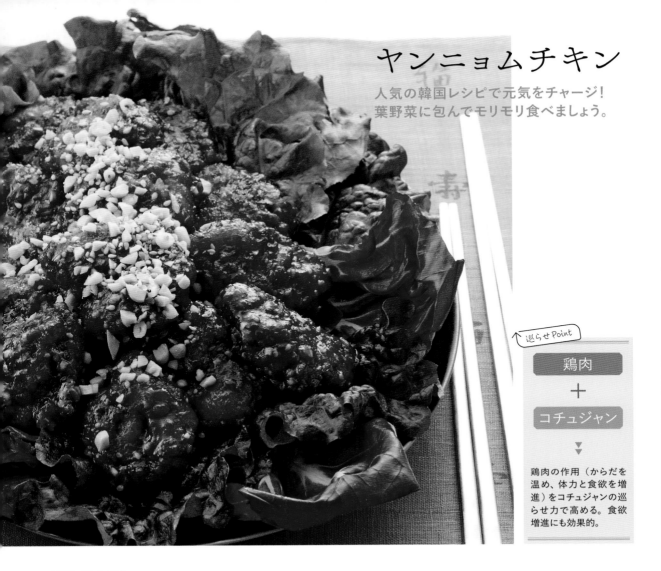

# ヤンニョムチキン

人気の韓国レシピで元気をチャージ！
葉野菜に包んでモリモリ食べましょう。

巡らせPoint

鶏肉
＋
コチュジャン
▼
鶏肉の作用（からだを
温め、体力と食欲を増
進）をコチュジャンの巡
らせ力で高める。食欲
増進にも効果的。

## 材料（2人分）

鶏もも肉 ──── 2枚

**下味**
　酒・しょうゆ ──── 各大さじ1
　にんにくのすりおろし・
　しょうがのすりおろし ──── 各1片分

片栗粉 ──── 適量

揚げ油 ──── 適量

**タレ**
　コチュジャン ──── 大さじ2
　焼肉のタレ（P64） ──── 大さじ2
　水あめ ──── 大さじ3
　酒 ──── 大さじ1
　ごま油・すり白ごま ──── 各大さじ1
　長ねぎのみじん切り ──── 5cm分

松の実・ピーナッツ・炒り白ごま ──── 各適量
お好みの葉野菜（サニーレタス、トレビスなど）──── 適量

## 作り方

**1** 鶏肉は食べやすい大きさに切り、下味をもみ込んで
30分〜ひと晩おく。

**2** 片栗粉をしっかりつけて、中温で揚げる。一旦取り出
して、油をやや高温にしてカラッと二度揚げする。

**3** フライパンに混ぜ合わせたタレを温めておき、**2**を入
れて手早く全体にサッとからめる。

**4** 器に葉野菜を敷き、**3**を盛りつけ、刻んだ松の実と
ピーナッツ、炒りごまをかける。

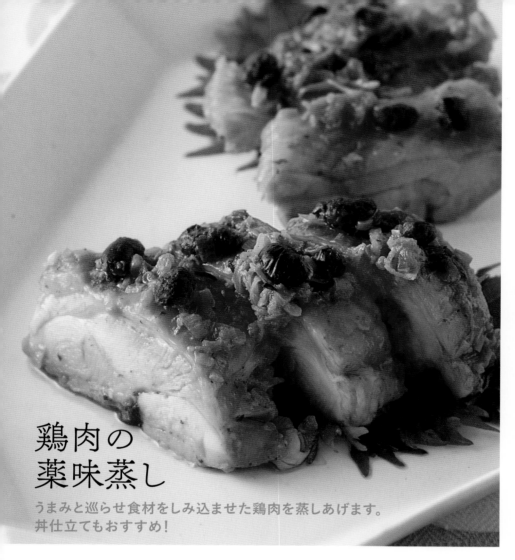

# 鶏肉の薬味蒸し

うまみと巡らせ食材をしみ込ませた鶏肉を蒸しあげます。
丼仕立てもおすすめ!

巡らせ Point

鶏肉
+
にんにく
しょうが
▼
鶏肉の作用（からだを温め、体力と食欲を増進）をにんにく、しょうがの巡らせ力で高める。食欲増進にも役立つ。

## 材料（2人分）

鶏もも肉 ……… 1枚
青じそ（あれば）……… 適量

### 薬味ダレ

長ねぎ ……… 5cm
しょうが ……… 1/2片
にんにく ……… 1/2片
豆豉* ……… 大さじ1
しょうゆ ……… 大さじ1/2
はちみつ ……… 大さじ1/2
酒 ……… 大さじ1/2
ごま油 ……… 大さじ1/2

*黒豆に塩を加えて発酵させ、水分を減らした食品。塩辛いなかに、コクや風味がある。一般のスーパーで購入可。

## 作り方

**1** タレの長ねぎはみじん切り、しょうがはごく細い千切り（針しょうが）、にんにくはおろし、その他の材料と混ぜ合わせる。

**2** 鶏肉にフォークなどで数ヶ所穴を開け、1の薬味ダレに1時間〜ひと晩漬け込む。

**3** 蒸気の上がった蒸し器で15分ほど蒸す。

**4** 食べやすい大きさに切り、青じそを敷いた皿に盛り、蒸し汁をかける。

### 漬け込んだ鶏肉は保存が可能

薬味ダレに漬けた鶏肉は、しっかり空気を抜いて漬け込んでおくと、冷蔵庫で2〜3日保存可能。薬味ダレは、時間がたつと薬味の成分や香りが衰えるので、早めに使い切るのがおすすめ。鶏肉の部位を変えて、むね肉や手羽先などでも作れます（骨つき肉はひと晩以上漬け込んだほうがよい）。鶏の薬味丼にして、ご飯に蒸し汁をかけてもおいしい。

**材料（2人分）**

大根 ……… 約1/2本

めんつゆ（2倍濃縮タイプ）……… 大さじ2

イワシエキス（P130）……… 小さじ1

ごま油 ……… 大さじ2

韓国風薬味ダレ（P64）……… 小さじ2

**作り方**

**1** 大根は厚さ約2〜3cmの輪切りにする。皮をむき、両面深めに格子状の切り目を入れる。

**2** フライパンにごま油を熱し、**1**を入れて表面に焼き色をつけたら火を弱め、蓋をして10分ほど焼く。裏返して5分ほど焼く。

**3** 中まで火が通ったら、めんつゆとイワシエキスを入れて、両面3分ほどずつ蒸し焼きにする。蓋をとり、仕上げに強火で煮詰める。

**4** 器に盛り、韓国風薬味ダレをかける。

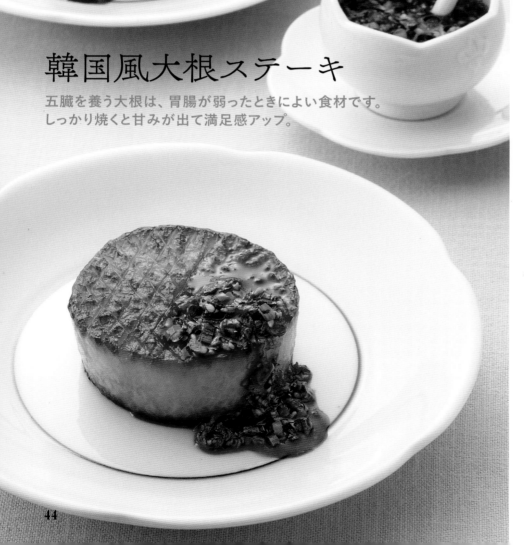

# 韓国風大根ステーキ

五臓を養う大根は、胃腸が弱ったときによい食材です。
しっかり焼くと甘みが出て満足感アップ。

巡らせPoint

| 大根 |
| + |
| タレ |

▼

大根の作用（胃腸を整えて気を巡らせ、利尿作用）をタレの巡らせ力が高める。

# 大根のひと口ロールサラダ

甘酢に漬けた大根で野菜を巻きました。
からだに潤いを与え、気を巡らせます。

巡らせPoint

大根
＋
甘酢
松の実

▼

大根の作用（胃腸を整えて気を巡らせ、利尿作用）を甘酢と松の実の潤いを与える作用が高める。

## 材料（作りやすい分量）

大根 ──── 約3cm
塩 ──── 適量

**甘酢**

酢 ──── 大さじ1
砂糖 ──── 大さじ1
水 ──── 大さじ1/2

**彩り野菜**

紫キャベツ・パプリカ（赤・黄）・にんじん・かいわれ大根・きゅうりなど ──── 各適量

**松の実ソース（作りやすい分量）**

松の実 ──── 大さじ3
＊軽く炒ってすり鉢で粉状にする。
なしのすりおろし ──── 約1/6個
砂糖 ──── 小さじ1
酢 ──── 大さじ1
ディジョンマスタード ──── 大さじ1

## 作り方

**1** 大根は厚さ約1mmにスライスし、塩をふってしんなりしたら、水けをしっかりしぼる。甘酢の材料を混ぜ、大根を漬ける。

**2** 彩り野菜（かいわれ大根以外）はすべて千切りにする（大根の直径に合わせて長さを揃えるのがポイント）。少量ずつ取り、大根で包み、巻き終わりを上にする。

**3** 松の実ソースの材料をすべて混ぜ合わせて適量を2に添え、つけながら食べる。

## 材料（2人分）

タラ ──── 2切れ
豆もやし ──── 1/2袋
大根 ──── 5cm
長ねぎ ──── 1/2本
セリ ──── 適量
にんにくのすりおろし ──── 小さじ1/2
粉唐辛子（細びき）──── 小さじ1/4
だし（昆布と煮干し）──── 800cc
薄口しょうゆ ──── 小さじ1
塩 ──── 適量

## 作り方

**1** タラは大きめに切り、薄い塩水でサッと洗う。豆もやしは根を切り、洗ってざるに上げる。大根は1.5cm角の色紙切り、長ねぎは斜め薄切りにし、セリは長さ約4cmに切る。

**2** 鍋に豆もやしと大根を入れ、塩少々、にんにく、粉唐辛子を加えてサッと混ぜ、なじませる。だし汁を入れ、蓋をして中火で6分ほど煮る。

**3** タラを入れて5分ほど煮て、長ねぎを加えてひと煮立ちさせ、薄口しょうゆ、塩で味を調える。仕上げにセリを加えて火を止める。

巡らせPoint

タラ
＋
大根
豆もやし
▼
タラの作用（気・血を補い、巡らす）を大根の作用（胃の働きを助ける）がサポート。豆もやしはたまった水分の代謝を助ける。

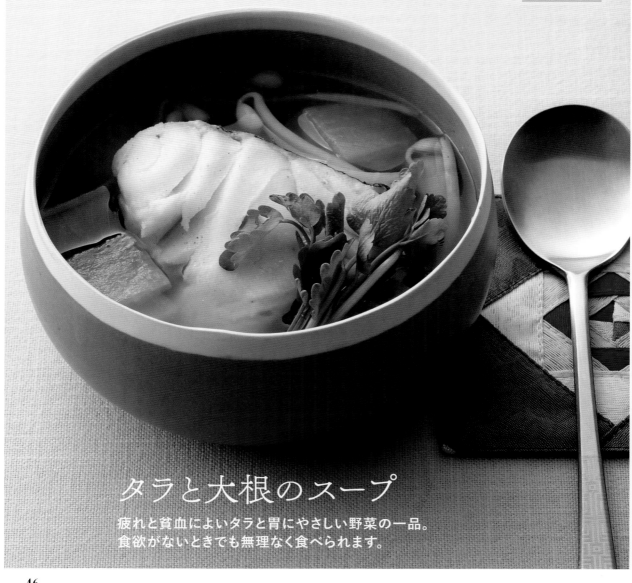

# タラと大根のスープ
疲れと貧血によいタラと胃にやさしい野菜の一品。
食欲がないときでも無理なく食べられます。

# タラのごま衣焼き

タラに黒と白のごまで風味と効能をプラス。
免疫力を高めたいときに食べましょう。

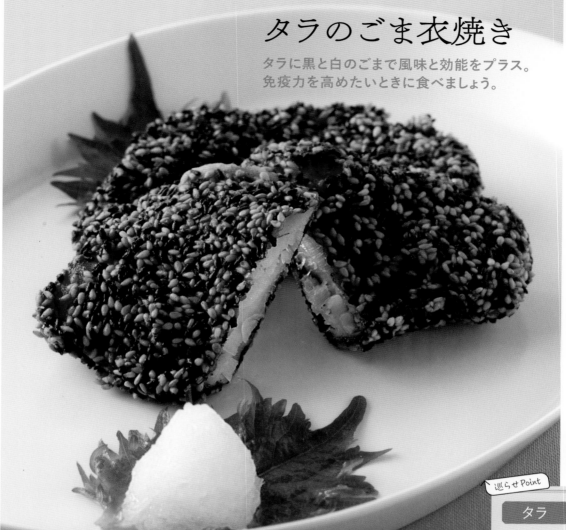

巡らせ Point

タラ
＋
黒ごま
白ごま
山椒
青じそ
▼

タラの作用（気・血を補い、巡らす）に黒ごま（血を補う）、白ごま（潤いを与える）、山椒（温める）、青じそ（巡らせ力）をプラス。

## 材料（2人分）

タラ ──── 2切れ

しょうゆ ──── 小さじ2

酒 ──── 小さじ2

粉山椒 ──── 少々

片栗粉 ──── 適量

卵 ──── 1個

黒・白炒りごま ──── 各適量

サラダ油 ──── 適量（多め）

青じそ ──── 適量

大根おろし ──── 適量

## 作り方

**1** しょうゆ、酒、粉山椒を混ぜて、タラを漬けて少しおき、下味をつける。黒ごまと白ごまは混ぜておく。卵は溶いておく。

**2** タラに、片栗粉、溶き卵、ごまの順につける。フライパンにサラダ油を熱し、中火で中に火が通るまで両面を焼く。

**3** 皿に盛り、青じそと大根おろしを添える。

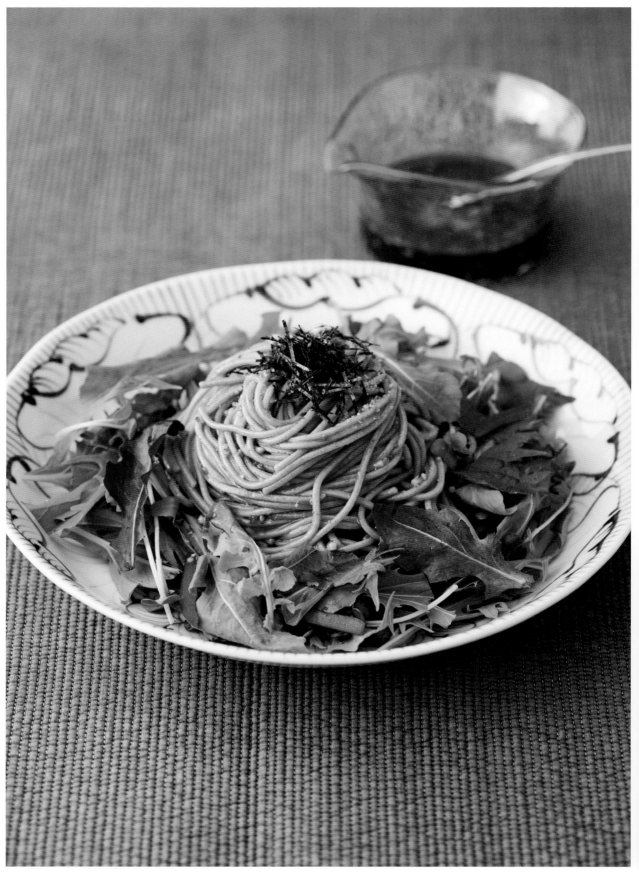

# 韓国風そばサラダ

そばは気の巡りをよくし、ほてり、のぼせを改善します。
薬味のきいたタレで食せば、食欲不振にも効果的な一品に。

**材料（2皿分）**

そば（乾麺）……… 150g
お好みの野菜（水菜・青じそ・ベビーリーフ・貝割れ菜・
　ルッコラ・パプリカなど）……… 合わせて100g
刻み海苔……… 適量
A｜香味甘酢ダレ（P110）……… 大さじ3
　｜めんつゆ（2倍濃縮タイプ）……… 大さじ1
　｜すり白ごま……… 小さじ1
　｜ごま油……… 小さじ1/2

**作り方**

**1** 野菜は、それぞれ食べやすい大きさに切るか、
　手でちぎる。

**2** そばは表示通りにゆでて流水で洗い、冷水でし
　めて水けをしっかりきる。そばをゆでる間に**1**を
　器に盛り分ける。

**3** そばをボウルに入れ、**A**を加えて混ぜ、野菜の
　中央に盛る。海苔をのせて混ぜながら食べる。

＊お好みで薬味たっぷり香味甘酢ダレ（P110）を足しても。

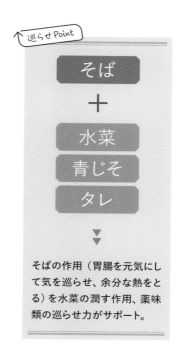

巡らせ Point

そば
＋
水菜
青じそ
タレ
▼

そばの作用（胃腸を元気にし
て気を巡らせ、余分な熱をと
る）を水菜の潤す作用、薬味
類の巡らせ力がサポート。

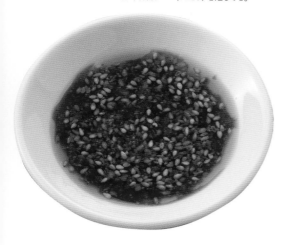

# タイの雑穀おこわ包み

冷えや水分代謝の悪化を感じるときにおすすめ。
香りで巡らせる桜の葉が決め手の一品です。

**材料（4人分）**

タイ（刺身用のサク）——— 4枚

もち米 ——— 1合

雑穀ミックス ——— 大さじ1

桜の葉（塩漬け）——— 4枚

桜の花（塩漬け）——— 4個

A｜塩 ——— 小さじ1/2
　｜酒 ——— 小さじ2

薄口しょうゆ ——— 少々

*タイのサクは腹側を選ぶと包みやすい。

**作り方**

**1** もち米は洗ってざるに上げて水けをきり、雑穀と炊飯器に入れ、白米モードで炊く。

*雑穀ミックスは浸水が必要なものならば雑穀だけ浸水させておく。

**2** タイにAをふりかけて30分ほどおき、表面の水けをふく。

**3** 桜の葉と花は水に漬けて塩を抜き、水けをふく。

**4** 1を4等分にして2で包み、桜の葉で巻く。耐熱皿に並べ、蒸気の上がった蒸し器で8分ほど蒸す。

**5** 器に盛り、耐熱皿に残った蒸し汁に薄口しょうゆを合わせてかけ、桜の花をあしらう。

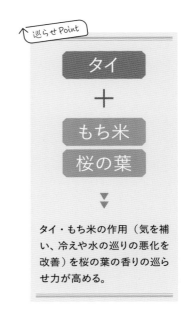

巡らせPoint

タイ
＋
もち米
桜の葉
▼

タイ・もち米の作用（気を補い、冷えや水の巡りの悪化を改善）を桜の葉の香りの巡らせ力が高める。

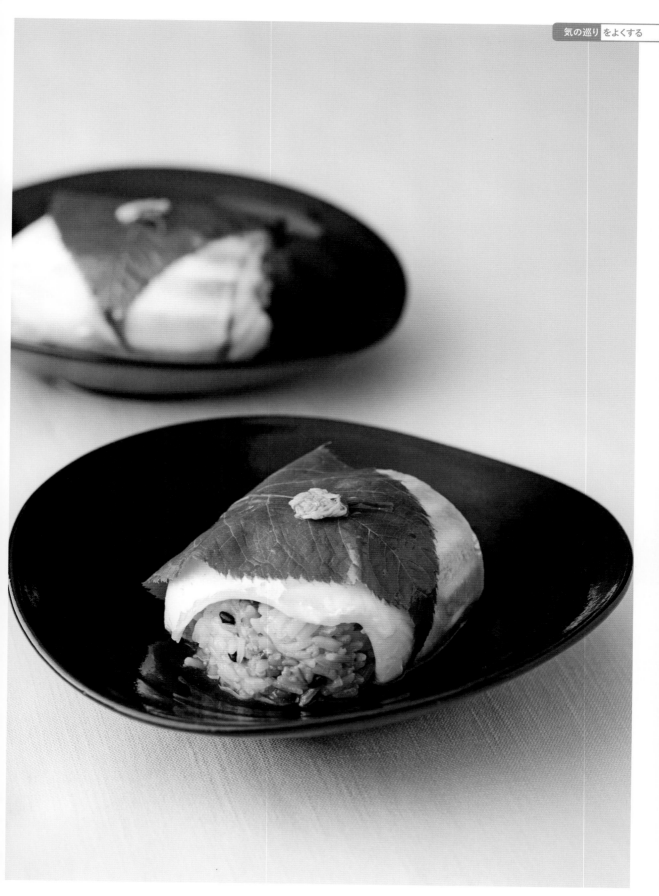

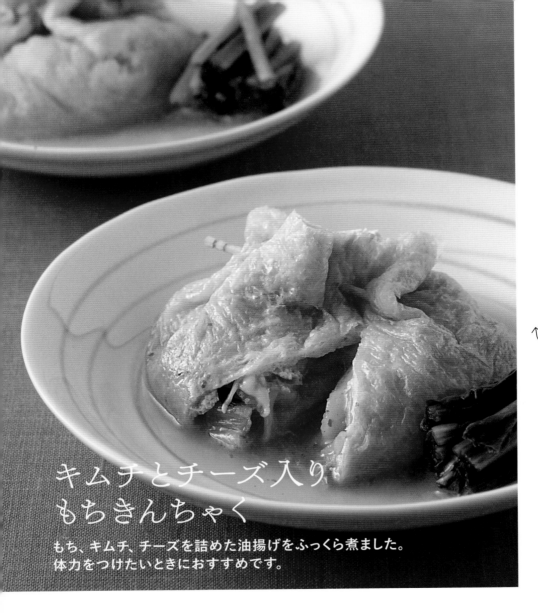

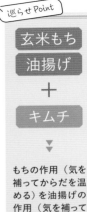

巡らせ Point

玄米もち
油揚げ
＋
キムチ
▼
もちの作用（気を補ってからだを温める）を油揚げの作用（気を補って潤す）、キムチの巡らせ力がサポート。

# キムチとチーズ入り もちきんちゃく

もち、キムチ、チーズを詰めた油揚げをふっくら煮ました。
体力をつけたいときにおすすめです。

## 材料（2人分）

玄米もち* ……… 2個

油揚げ ……… 2枚

スライスチーズ ……… 4枚

キムチ ……… 適量

ほうれん草 ……… 1/2束

だし（昆布とカツオ節）……… 400cc

みりん ……… 小さじ2

しょうゆ ……… 小さじ1と1/2

*もち米玄米から作られたもちで、香ばしさとつぶつぶとした食感が特徴。大手スーパーやデパートなどで購入可。

## 作り方

**1** 油揚げは、ざるにのせて熱湯を回しかけるか、サッとゆでて油抜きをし、水けをふく。半分に切り、口を開いて袋状にする。ほうれん草はゆでて冷水にとり、水けをしぼって食べやすい長さに切る。

**2** チーズを油揚げに合わせて切る。玄米もち、キムチ、チーズの順に重ね、油揚げに詰めてつまようじで留める。

**3** 鍋にだし、みりん、しょうゆ、**2**を入れて中～強火にかける。沸騰したら弱火にし、蓋をしてもちがやわらかくなるまで煮る。皿に盛り、ほうれん草を添える。

*よもぎもちならからだを温め、黒豆入りもちなら気・血を補い、血を巡らせる効果が期待できる。

*チーズは、もち食感が似ているモッツァレラチーズや、うまみのあるゴーダチーズのスライスタイプがおすすめ。

## 材料（2人分）

大根おろし —— 200g
ベーコン —— 30g
桜エビ（乾燥）—— 8g
上新粉 —— 70g
片栗粉 —— 大さじ1
長ねぎ —— 1/2本
塩 —— 少々
ごま油 —— 適量
香菜（あれば）—— 適宜

### タレ

酢 —— 小さじ1
しょうゆ —— 小さじ2
ごま油 —— 小さじ1/2
砂糖 —— 小さじ1/4
すり白ごま —— 小さじ1/4

## 作り方

**1** 桜エビはサッとから炒りして、半量を手でもんで粉々にする。ベーコン、長ねぎの青い部分は粗みじん切り、長ねぎの白い部分は、ごく細い千切りにして白髪ねぎを作る。

**2** 大根おろし、上新粉、片栗粉をボウルに入れて混ぜ、ベーコン、桜エビ、長ねぎの青い部分、塩を加えて混ぜ合わせる。4等分にし、楕円形に整える。

**3** フライパンにごま油を熱し、**2**を入れて両面焼く。

**4** タレの材料を混ぜ合わせる。

**5** 器に盛り、タレをかける。白髪ねぎをのせ、あれば香菜を飾る。

巡らせPoint

上新粉
大根
＋
桜エビ
▼
上新粉と大根の作用（胃腸を丈夫にする）とエビの作用（からだを温めて気を補う）が協力する。

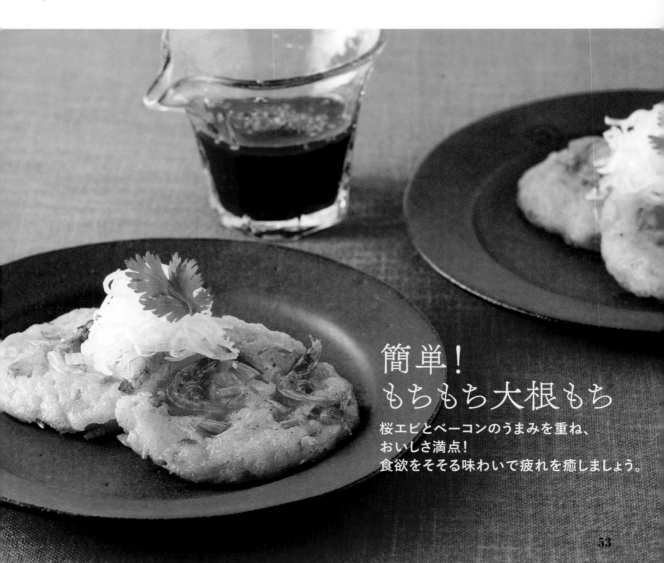

# 簡単！
# もちもち大根もち

桜エビとベーコンのうまみを重ね、おいしさ満点！
食欲をそそる味わいで疲れを癒しましょう。

# 薬膳バーニャカウダ

野菜メインの料理には
気を補って巡らせるソースを添えてバランスよく。

## 材料（2人分）

お好みの野菜 ─── 適量
（写真はゆでたかぼちゃ・さつまいも・じゃがいも・れんこん・大根・
にんじん・ラディッシュ・かぶ・赤かぶ・玉ねぎ・いんげん・アスパラガス）

### バーニャカウダソース

アンチョビ ─── 約50g
くるみ（ロースト）─── 30g
陳皮 ─── 小さじ1/2
にんにく ─── 3片
バター ─── 40g
牛乳 ─── 100cc
エクストラバージンオリーブオイル ─── 80cc

## 作り方

**1** ソースのにんにくはゆでこぼして鍋に入れ、アンチョビ、くるみ、陳皮、バター、牛乳を加え、弱火で軽く煮る。

**2** 粗熱がとれたらフードプロセッサーに入れ、エクストラバージンオリーブオイルを加えて攪拌し、なめらかなソースを作る。

**3** 野菜を切って、必要なものはゆでる。

**4** 野菜に**2**のソースをつけていただく。

巡らせPoint

アンチョビ
＋
くるみ
陳皮
にんにく
▼

アンチョビは気を補う作用、くるみは潤す作用があり、これに陳皮とにんにくの巡らせ力をプラスして気の巡りを高める。

### バーニャカウダソースの保存方法

密閉容器に入れて、冷蔵庫で5日間保存が可能です。
食べるときにソースを温めましょう。

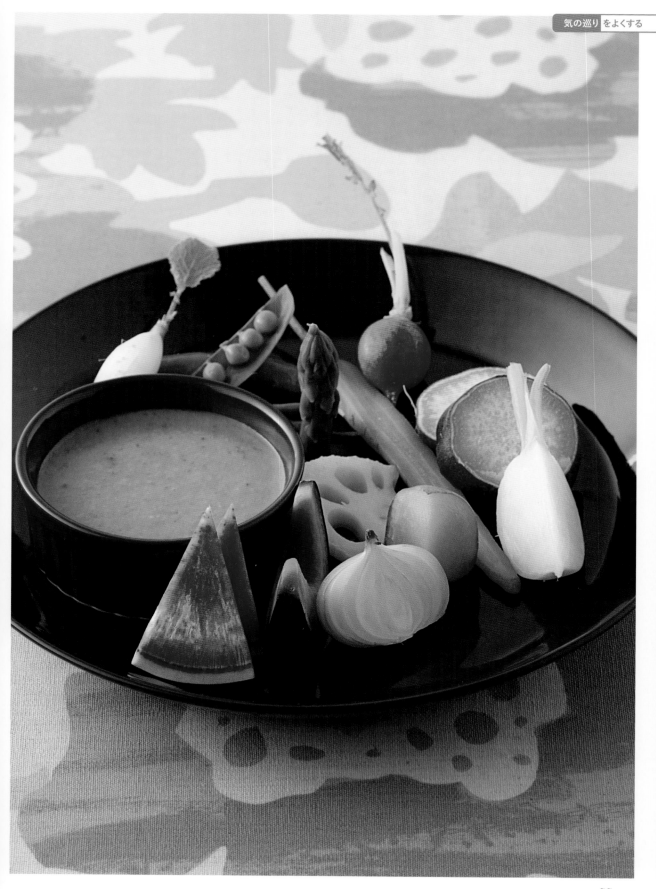

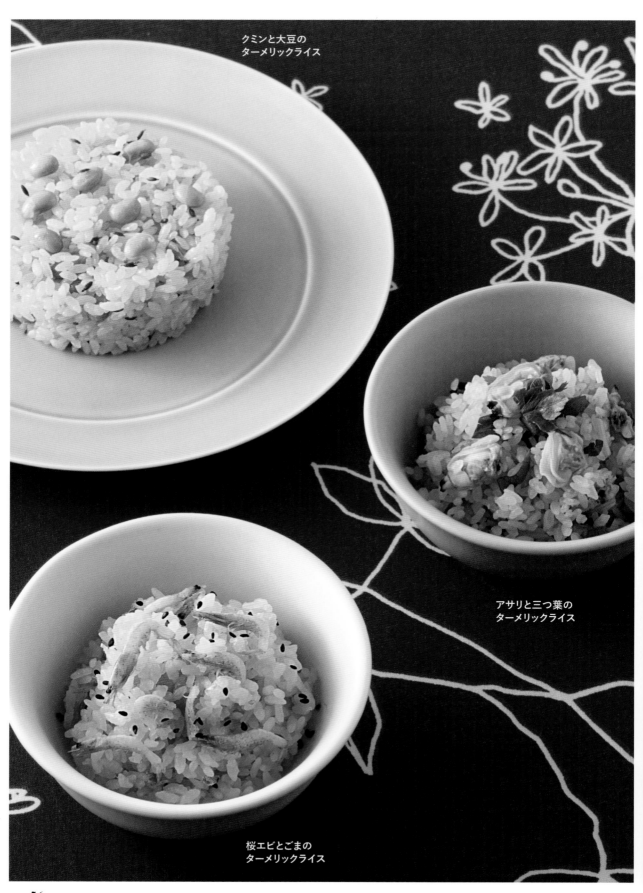

クミンと大豆の
ターメリックライス

アサリと三つ葉の
ターメリックライス

桜エビとごまの
ターメリックライス

# 3種の
# ターメリックライス

ターメリックは気の巡りをよくし、
同時に血も巡らせます。
インド風だけでなく、
和の食材ともよく合うのでお試しを。

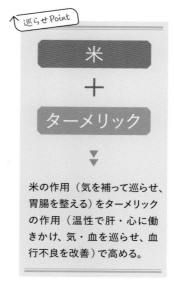

巡らせPoint

米
＋
ターメリック
▼
▼

米の作用（気を補って巡らせ、胃腸を整える）をターメリックの作用（温性で肝・心に働きかけ、気・血を巡らせ、血行不良を改善）で高める。

---

## クミンと大豆の
## ターメリックライス

**材料（2合分）**

米 ──── 2合
ターメリック* ──── 小さじ1/2
クミンシード ──── 小さじ1/2
ゆで大豆（市販品）──── 50g
塩 ──── 小さじ1
水 ──── 約360cc
サラダ油 ──── 小さじ1

*香辛料、生薬、着色料として幅広く使われている。大手スーパーやデパートなどで購入可。

**作り方**

**1** 米は洗って30分浸水させ、ざるに上げて30分ほどおく。

**2** フライパンにサラダ油を温め、クミンシードを入れて香りを立たせる。

**3** 炊飯器に**1**、**2**、残りの材料をすべて入れて炊く。

*ヒヨコ豆、グリンピースを入れて炊いても同様に作れます。

---

## アサリと三つ葉の
## ターメリックライス

**材料（2合分）**

米 ──── 2合
ターメリック ──── 小さじ1/2
アサリ ──── 約300g
三つ葉 ──── 1束
にんにくのすりおろし ──── 少々
酒 ──── 50cc
塩 ──── 小さじ1/2
水 ──── 約320cc

**作り方**

**1** 米は洗って、水けをきる。三つ葉は長さ2cmに切る。

**2** アサリは砂抜きをして殻をよく洗い、鍋に入れ、酒と水を加えて強火にかける。すべて殻が開いたら、身と汁に分ける。貝汁が360ccに足りなければ水を足す。

**3** 炊飯器に米、貝汁、にんにくのすりおろし、ターメリック、塩を加えて炊く。炊きあがったら貝の身を加えて蒸らし、三つ葉を混ぜる。

---

## 桜エビとごまの
## ターメリックライス

**材料（2合分）**

米 ──── 2合
ターメリック ──── 小さじ1/2
桜エビ（乾燥）──── 10g
黒ごま ──── 適量
塩 ──── 小さじ1
水 ──── 約360cc

**作り方**

**1** 米は洗って30分浸水させ、ざるに上げて30分ほどおく。米を浸水している間、桜エビを水に漬けておく。

**2** 炊飯器に黒ごま以外の材料を入れて炊く。

**3** 器に盛り、黒ごまを指でひねってかける。

# さつまいもとにんじんのかき揚げ

黄色系で甘みのある野菜は気を巡らせます。
元気をつけて免疫力を上げたいときにおすすめ。

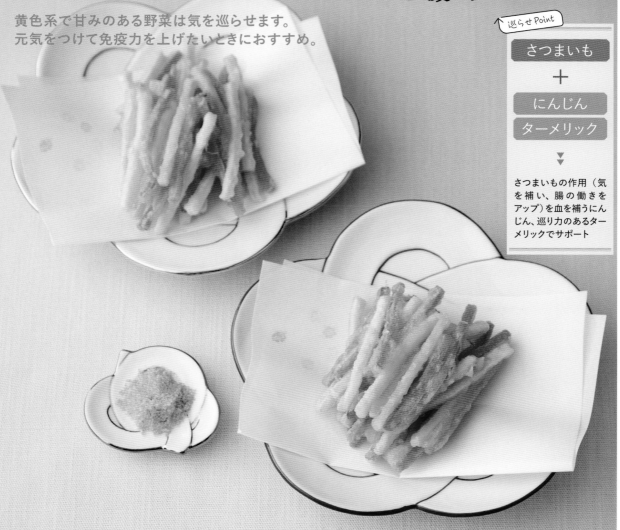

巡らせPoint

さつまいも
＋
にんじん
ターメリック
▼
さつまいもの作用（気
を補い、腸の働きを
アップ）を血を補うにん
じん、巡り力のあるター
メリックでサポート

## 材料（約10個分）

さつまいも・にんじん ―― 合わせて約350g
天ぷら粉（市販）―― 80g
水 ―― 100cc
揚げ油 ―― 適量
**ターメリック塩**

| 塩 ―― 小さじ1/2
| ターメリック ―― 3つまみ

## 作り方

**1** さつまいも、にんじんは5cm長さの細い棒状に切る。さつまいもは流水で洗って表面のでんぷんを流し、水けをふく。

**2** ボウルに**1**を入れ、天ぷら粉を加えて均一に混ぜ、水を加えてさっくり混ぜる。

**3** **2**の10等分ずつをヘラなどにのせて形を整え、約180℃の油に入れてカラッと揚げる。ターメリック塩を添える。

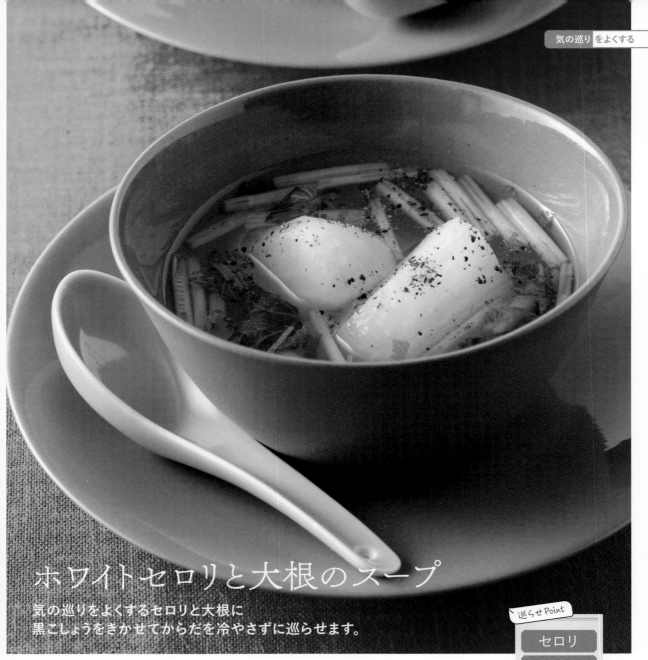

# ホワイトセロリと大根のスープ

気の巡りをよくするセロリと大根に
黒こしょうをきかせてからだを冷やさずに巡らせます。

## 材料（2人分）

ホワイトセロリ* ………… 1/2束
　（セロリの葉1本分でも代用可）

大根 ……… 3cm

チキンスープ ……… 500cc

塩 ……… 少々

粗びき黒こしょう ……… 少々

*一般的なセロリに比べ、繊維がやわらかいの
で食べやすい。11〜5月が旬。大手スーパー
やデパートなどで購入可。

## 作り方

**1** ホワイトセロリは長さ約2cmに切り、大
根は大きめのひと口大に切る。

**2** 鍋にチキンスープと大根を入れ、強火
で沸騰させたら弱火にして蓋をし、や
わらかくなるまで煮る。ホワイトセロリ
を入れて火を止める。塩で味を調え、
仕上げに黒こしょうをふる。

巡らせ Point

セロリ

大根

＋

黒こしょう

▼

セロリと大根は涼
性で余分な熱をと
り、イライラをゆる
め、胃腸を整える。
熱性のこしょうを
プラスして冷やし
すぎを防ぐ。

**59**

**材料（2人分）**

春菊 ——— 1束

長ねぎ ——— 1/4本

A 韓国風薬味ダレ（P64）——— 大さじ1
　 酢・砂糖 ——— 各小さじ1

すり白ごま ——— 小さじ1

松の実・韓国海苔 ——— 各適量

ごま油 ——— 小さじ1/2

**作り方**

**1** 春菊は洗って水けをよくきり、葉だけをちぎる。長ねぎは薄い斜め切りにして、さっと水にさらして水けをよくきる。

**2** ボウルに春菊と長ねぎを入れ、混ぜ合わせた A、すりごまを加えて和える。ごま油を入れて軽く混ぜる。松の実、韓国海苔をちぎって散らす。

巡らせPoint

春菊
＋
長ねぎ
酢
▼
春菊の作用（肝と心を補ってストレスや胃腸の不調を改善）に温性のねぎと酢（血を巡らせる）を加えて冷やさずに気を巡らせる。

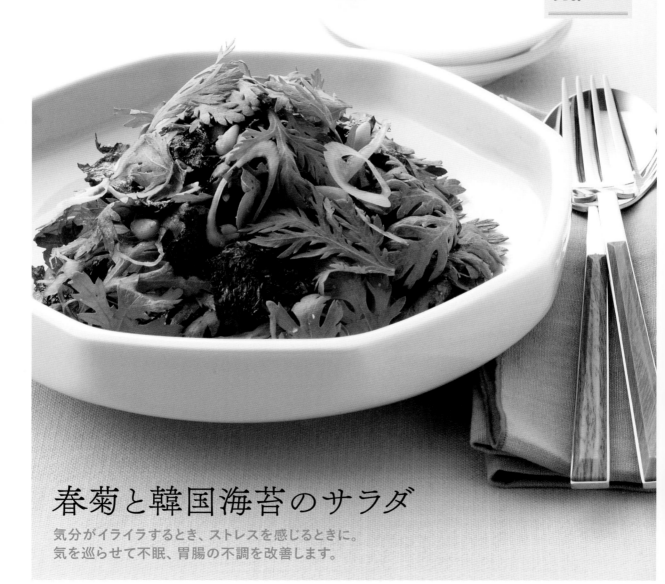

# 春菊と韓国海苔のサラダ

気分がイライラするとき、ストレスを感じるときに。
気を巡らせて不眠、胃腸の不調を改善します。

# キャベツと菜の花の香味和え

胃腸の不調が気になるときにおすすめ。
肉や魚料理の副菜に食べましょう。

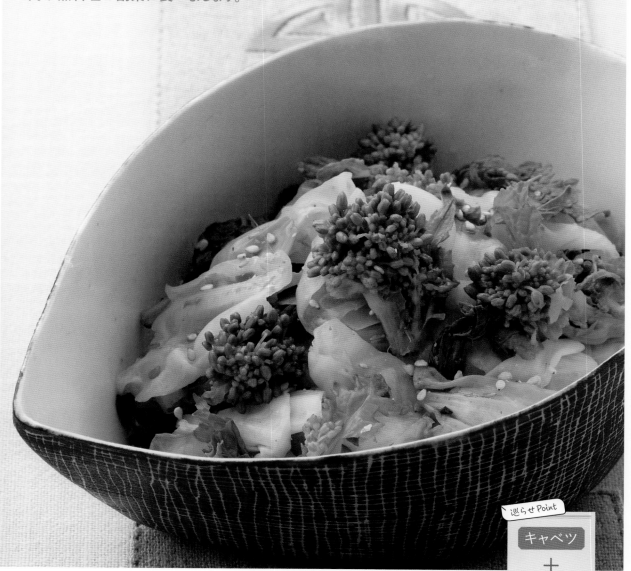

## 材料（2人分）

キャベツ ……… 1/2個
菜の花 ……… 1束
A｜韓国風薬味ダレ（P64）……… 大さじ1〜
　（味をみて量を調節）
　すり白ごま ……… 小さじ1
　ごま油 ……… 小さじ1/2

## 作り方

**1** キャベツと菜の花は食べやすい大きさに切り、1〜2分塩ゆでし、水けをしっかりきる。

**2** Aの材料を混ぜ合わせ、1が温かいうちに和える。

巡らせPoint

キャベツ
＋
菜の花
タレ
▼
キャベツの作用（気を補って胃を元気にする）に血を巡らせる菜の花、タレの巡らせ力が協力し合う。

61

# グレープフルーツのジンジャージュレ

香りのよい柑橘は気を巡らせます。
これに温性のしょうがを加え、からだを冷やさずに巡らせます。

## 材料（2人分）

グレープフルーツ果汁 ──── 約350cc
グレープフルーツ果肉（トッピング用）
　　──── 適量
しょうがの搾り汁 ──── 適量
板ゼラチン ──── 4g
ミントの葉 ──── 適量
しょうがのはちみつ漬け（あれば）
　　──── 適宜

＊板ゼラチンはたっぷりの水に浸して戻しておく。

## 作り方

**1** グレープフルーツはトッピング用の果肉を切り分け、残りは搾って果汁をとる。

**2** 鍋に果汁を入れ、火にかけて沸騰させ、しょうがの搾り汁を加えて火を止める。

**3** ゼラチンの水けをしっかりきり、**2**に入れてよく混ぜ、溶かす。

**4** ボウルに移して底を氷水にあて、粗熱がとれたら冷蔵庫で冷やす。

**5** 器に**4**を盛り、**1**の果肉、ミントの葉、しょうがのはちみつ漬けを飾る。

巡らせPoint

グレープ
フルーツ
＋
しょうが
▼
グレープフルーツは気・血の巡りをよくして解毒に働くが寒性なので、しょうがで冷やしすぎを防ぎ、巡らせ力もアップ。

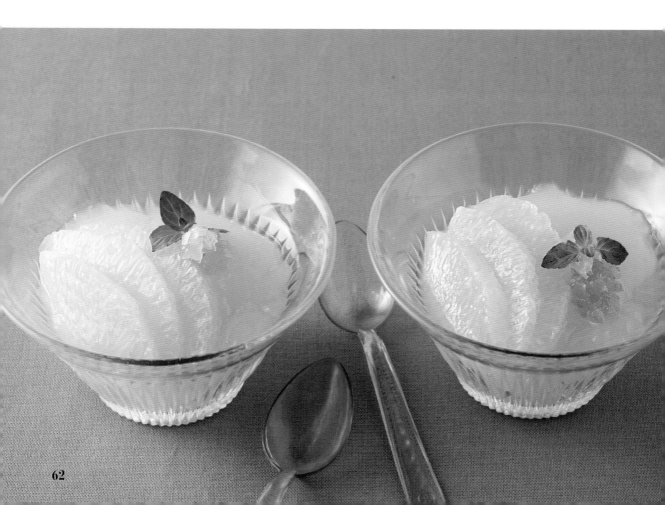

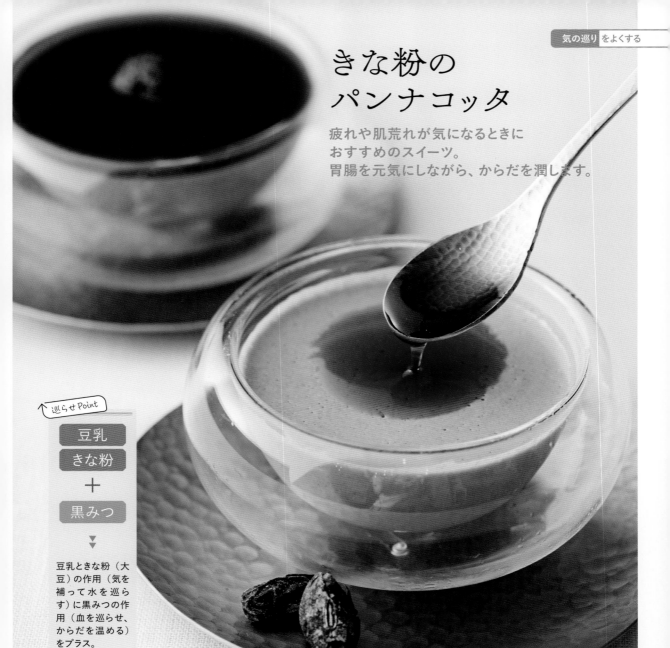

# きな粉の
# パンナコッタ

疲れや肌荒れが気になるときに
おすすめのスイーツ。
胃腸を元気にしながら、からだを潤します。

巡らせPoint

豆乳

きな粉

＋

黒みつ

▼

豆乳ときな粉（大豆）の作用（気を補って水を巡らす）に黒みつの作用（血を巡らせ、からだを温める）をプラス。

## 材料（6個分）

きな粉 ──────── 150g

きび砂糖 ──────── 大さじ3

豆乳 ──────── 300cc

生クリーム ──────── 300cc

板ゼラチン ──────── 8g

黒みつ（市販）──────── 適量

＊板ゼラチンはたっぷりの水に浸して戻しておく。

## 作り方

**1** 鍋にきな粉、きび砂糖、豆乳を入れて泡立て器で混ぜ、生クリームを少しずつ加えながらダマにならないようによく混ぜる。

**2** 1を中火にかけて温め（沸騰させないように注意する）、水けをしっかりきった板ゼラチンを加え、よく混ぜて溶かす。

**3** 鍋の底を氷水にあててかき混ぜ、粗熱がとれたら器6個に分け入れ、冷蔵庫で冷やし固める。食べるときに黒みつをかける。

＊お好みで黒豆絞りをトッピングして。

# レシピに登場するタレ1

この本のタレは、薬味や調味料などの巡らせ食材を豊富に使っています。
どれも保存がきくので、多めに作って活用してください。

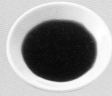

## 焼肉のタレ
（P42、81）
香味野菜の巡らせ力が
ポイント

**材料**

A｜りんご —— 1個
　｜玉ねぎ —— 1/2個
　｜にんにく —— 大6片
　｜しょうが —— 25g
　｜白味噌 —— 大さじ5
　｜酒 —— 100cc
B｜しょうゆ —— 700cc
　｜みりん —— 200cc
　｜砂糖 —— 大さじ5
　｜はちみつ —— 大さじ4
ごま油 —— 数滴

**作り方**

**1** Aの材料をすべてフード
プロセッサーにかけ、な
めらかにする。

**2** 鍋にBを入れて中火に
かけ、軽く沸騰させたら、
Aを加える。再度沸騰し
たら、中弱火にして10分
ほど煮る。ごま油をたら
して火を止める。

 そのまま冷まして、密閉容器に入れて冷蔵庫で
約3ヶ月保存可能。

## 韓国風薬味ダレ
（P44、60、61）
唐辛子の強い温め力を活用

**材料**

しょうゆ —— 200cc
粉唐辛子（細びき） —— 小さじ2
小ねぎの小口切り —— 10本分
にんにくのすりおろし —— 小さじ2
すり白ごま —— 大さじ1

**作り方**

すべての材料を合わせて、よく混ぜる。

 密閉容器に入れて、冷蔵庫で約1ヶ月保存可能。
小ねぎとすりごまは、使う度に足してもいい。

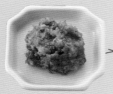

## ピリ辛合わせ味噌
（P75、76、81）
味噌が血を巡らせ、
胃を元気に！

**材料**

もろみ味噌 —— 100g
味噌 —— 100g（麦味噌がおすすめ）
コチュジャン —— 小さじ1
みりん —— 大さじ1
小ねぎの小口切り —— 5〜6本分
にんにくのすりおろし —— 小さじ1/2
すり白ごま —— 小さじ2

**作り方**

すべての材料を合わせて、よく混ぜる。

 密閉容器に入れて、冷蔵庫で約3ヶ月保存可能。
長期保存する場合は、小ねぎは加えず、使う度に
入れるといい。

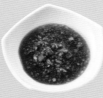

## 甘辛香味ソース
（P84）
はちみつとごま油が
からだを潤す

**材料**

しょうゆ —— 大さじ3　　　こしょう —— 少々
酒 —— 大さじ1　　　すり白ごま —— 大さじ1
みりん —— 小さじ2　　　長ねぎのみじん切り —— 大さじ1
砂糖 —— 大さじ1　　　にんにくのすりおろし —— 小さじ1/2
はちみつ —— 小さじ1　　　しょうがのすりおろし —— 小さじ1/3
ごま油 —— 小さじ1

**作り方**

すべての材料を合わせて、よく混ぜる。

保存　密閉容器に入れて、冷蔵庫で約1ヶ月保存可能。

# Part 3

# 血を巡らせる薬膳ごはん

血は、全身に
栄養を与えて、
精神の健全を保ちます。
ふさわしい食材の
組み合わせを知り、
血を隅々まで巡らせましょう。

# 血の巡りが悪くなると……？

## こんな症状があらわれます

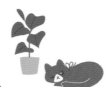

・肌色や歯茎の色が悪い。
・肌荒れしやすい。
・目のクマ、皮膚のシミができやすい。
・肩こり、関節痛、頭痛、腹痛など痛みがある。
・打ち身のあざができやすく、消えづらい。
・生理痛がひどく、経血にかたまりがある。
・冷え、のぼせが起こりやすい。

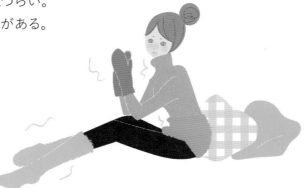

## 血の巡りが悪くなる原因は？

**冷えがある**
冷えがあると筋肉や血管が収縮しやすいため、血が巡りにくくなる。冷えの原因は、冬場の寒さや夏の冷房のほか、冷たい食べ物・飲み物のとりすぎ、薄着など。

**体内に余分な熱が溜まっている**
熱によって血がドロドロになり、巡りが悪くなる。

**気の不足・気の巡りが悪い**
気は血を巡らせる原動力。これが滞ると血の巡りが悪くなる。

# 血を巡らせる食材は……？

辛・酸の食材を意識して食べましょう。
肉・乳製品は食べすぎに注意しましょう。

## 血を巡らせる食材

・チンゲン菜、なす、三つ葉

・桃、ライチ

・酒、酢（黒酢）、黒砂糖

・スパイス（サフラン、ターメリック、シナモンなど）

・黒きくらげ、黒豆

## 気・水を巡らせる食材

（P25、P113を参照）

## からだを温める食材

・肉類
　（豚肉、牛肉、レバー）

・卵類

・魚介類（鮭、青魚、イカなど）

・ほうれん草、小松菜、にんじん

## 食べ方・生活で気をつけること

・からだを冷やす食材、冷たい食べ物・飲み物は避ける。

・甘いもの、塩辛いものを食べすぎない。

・入浴でからだを温める（半身浴、足湯でも）。

・おだやかなウォーキングやストレッチをする。

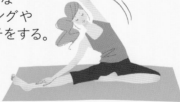

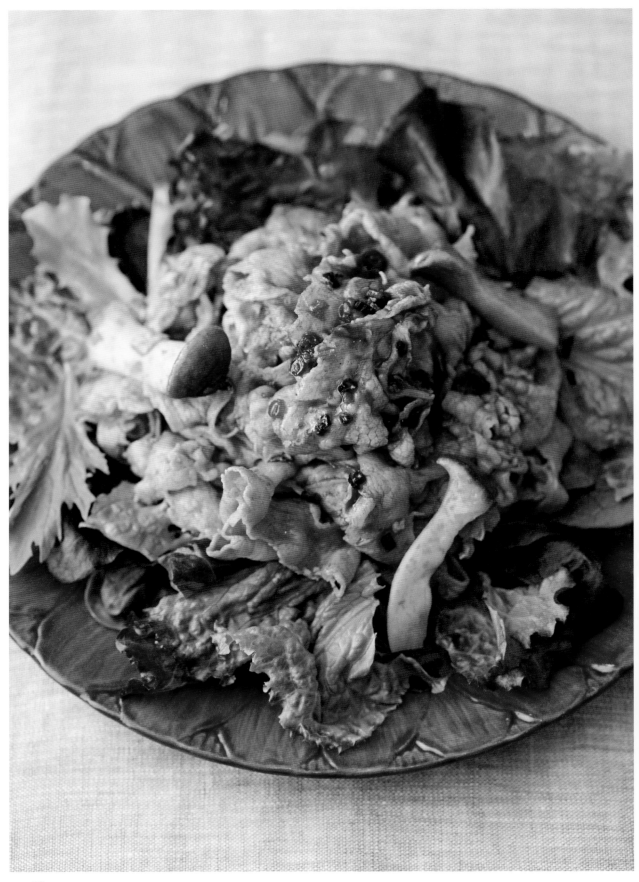

# 豚肉の旨辛和え サラダ仕立て

気を補い、からだを潤す豚肉にたっぷりの野菜。
肌の乾燥、便秘、疲労が気になるときにおすすめです。

## 材料（4人分）

豚肉（しゃぶしゃぶ用）——— 約500g
エリンギ・しめじなどお好みのきのこ ——— 合わせて約150g
サニーレタス ——— 適量
A｜酢・砂糖 ——— 各大さじ1
　｜オイスターソース ——— 大さじ1強
　｜しょうゆ ——— 大さじ3

### 薬味油

　｜太白ごま油 ——— 大さじ2
　｜にんにくのみじん切り ——— 2片分
　｜小ねぎの小口切り ——— 3本分
　｜粉唐辛子（細びき）——— 小さじ1と1/2
　｜花椒（粉末）——— 小さじ1/2

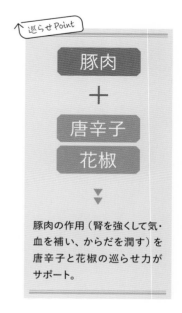

巡らせPoint

豚肉
＋
唐辛子
花椒
▼

豚肉の作用（腎を強くして気・血を補い、からだを潤す）を唐辛子と花椒の巡らせ力がサポート。

## 作り方

**1** 薬味油を作る。小さめのフライパンに太白ごま油、にんにくを入れて弱火でじっくり加熱し、香りが立ったら小ねぎ、唐辛子を混ぜて油にしっかりなじませ、花椒を加えて混ぜたら火を止める。

**2** Aを合わせ、**1**を加えて混ぜる。

**3** 鍋にたっぷりの湯を沸かし、豚肉を4～5等分ずつ入れて火を通し、ざるに広げて水けをきり、粗熱をとる。

**4** **3**の鍋を再度沸かしてアクをとり、食べやすい大きさに切ったきのこを1分ほどゆで、ざるに上げる。**2**のタレに**3**と加えて和える。

**5** 器にたっぷりサニーレタスを盛り、その上に**4**を盛って残ったタレもかける。

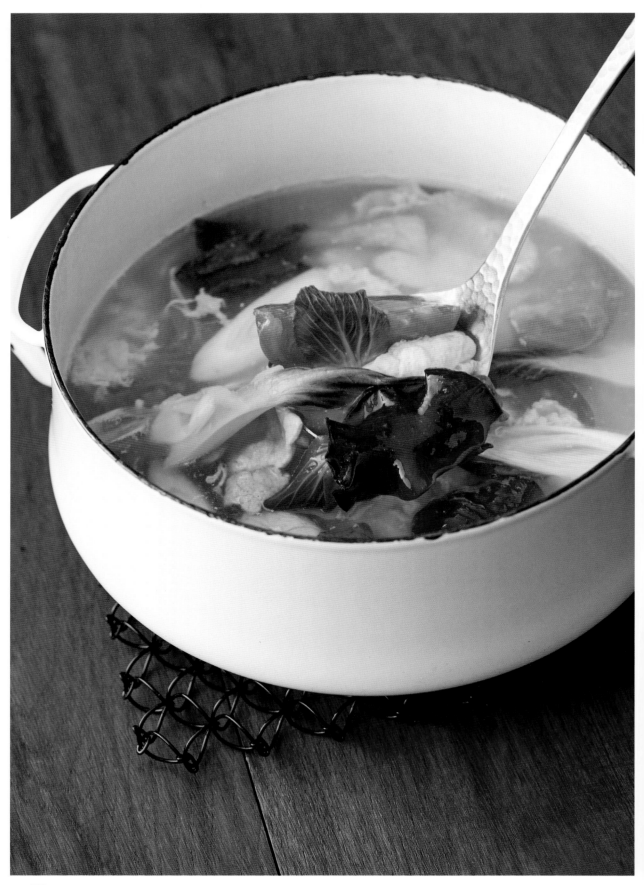

# トマトと豚肉の彩りスープ

五色の彩り豊かな食材が五臓に働きかけ、
気・血を巡らせて全身に栄養をゆきわたらせます。

## 材料（4人分）

豚ロース薄切り肉 ──── 100g
長ねぎ ──── 1/2本
トマト ──── 1個
黒きくらげ（生）──── 大3枚
チンゲン菜 ──── 1株
溶き卵 ──── 1個分
チキンスープ ──── 600cc
塩・こしょう・片栗粉 ──── 各適量

## 作り方

**1** 豚肉は食べやすい大きさに切り、両面に塩、こしょう、片栗粉を薄くはたく。

**2** 長ねぎは斜め切り、トマトはくし形切り、黒きくらげ、チンゲン菜は食べやすい大きさに切る。

**3** 鍋にチキンスープを煮立て、**1**を広げながら入れ色が変わったら、長ねぎ、きくらげ、トマトを入れてひと煮立ちさせ、チンゲン菜を加える。

**4** 味をみて塩で調え、溶き卵を加えてひと混ぜしたら火を止める。

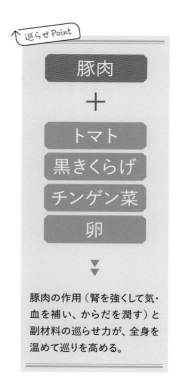

巡らせPoint

豚肉

＋

トマト
黒きくらげ
チンゲン菜
卵

豚肉の作用（腎を強くして気・血を補い、からだを潤す）と副材料の巡らせ力が、全身を温めて巡りを高める。

# スペアリブの黒酢ソース

血の巡りをよくする黒酢と黒砂糖のソースで
スペアリブの栄養をあまさずいただきましょう。

**材料（4人分）**

スペアリブ ……… 8本
にんにく ……… 5片
長ねぎの青い部分 ……… 1本分
水溶き片栗粉 ……… 適量
**黒酢ソース（作りやすい量）**

黒酢 ……… 大さじ6
黒砂糖 ……… 大さじ9
酒 ……… 大さじ3
しょうゆ ……… 大さじ2
みりん ……… 大さじ2
オイスターソース ……… 大さじ1

\*ソースはすべての材料を混ぜれば完成。密閉容器に入れて3ヶ月ほど冷
蔵保存可能。酢豚などに重宝する。

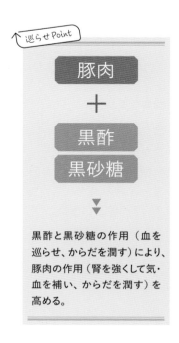

巡らせPoint

豚肉 ＋ 黒酢 黒砂糖
▼

黒酢と黒砂糖の作用（血を
巡らせ、からだを潤す）により、
豚肉の作用（腎を強くして気・
血を補い、からだを潤す）を
高める。

**作り方**

**1** スペアリブはたっぷりの水に1時間浸して血抜きを
し、流水で洗ってざるに上げる。鍋に入れてたっぷ
りの水を加え、沸騰したらゆで汁は捨ててざるに上
げ、流水で洗う。

**2** 厚手の鍋に**1**を入れてたっぷりかぶるくらいの水
を加え、強火にかけて沸騰したらアクをとり、にん
にく、長ねぎを加えてクッキングシートで落とし蓋を
し、鍋蓋もして弱火にし、30分ほど煮る。そのまま
冷めるまで蓋を開けず放置する（スペアリブがや
わらかくなる）。

**3** フライパンにスペアリブを入れ、全体にからまるく
らいの量の黒酢ソースを加え、弱中火で温め、水
溶き片栗粉でとろみをつける。お好みでゆでたチ
ンゲン菜を添える。

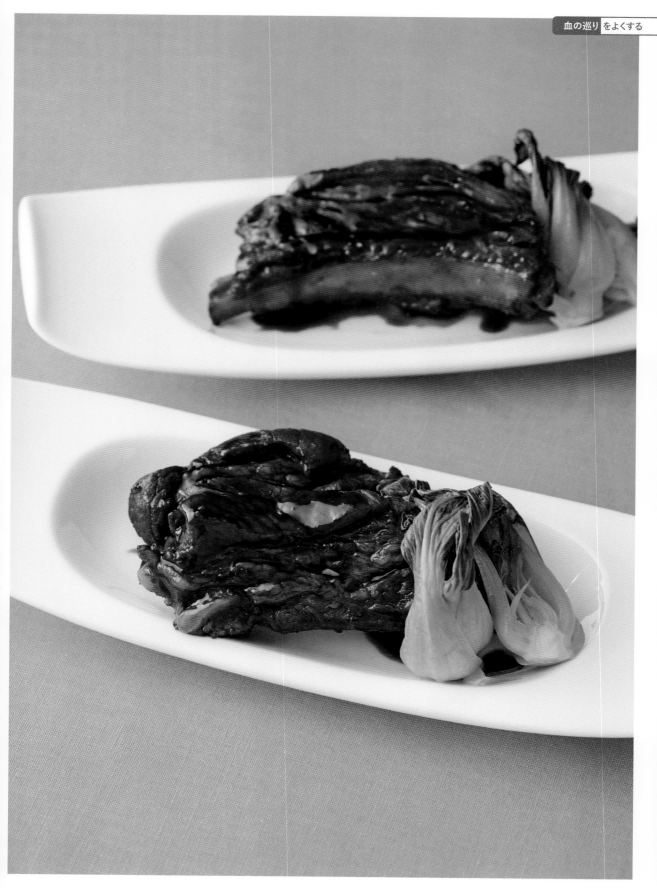

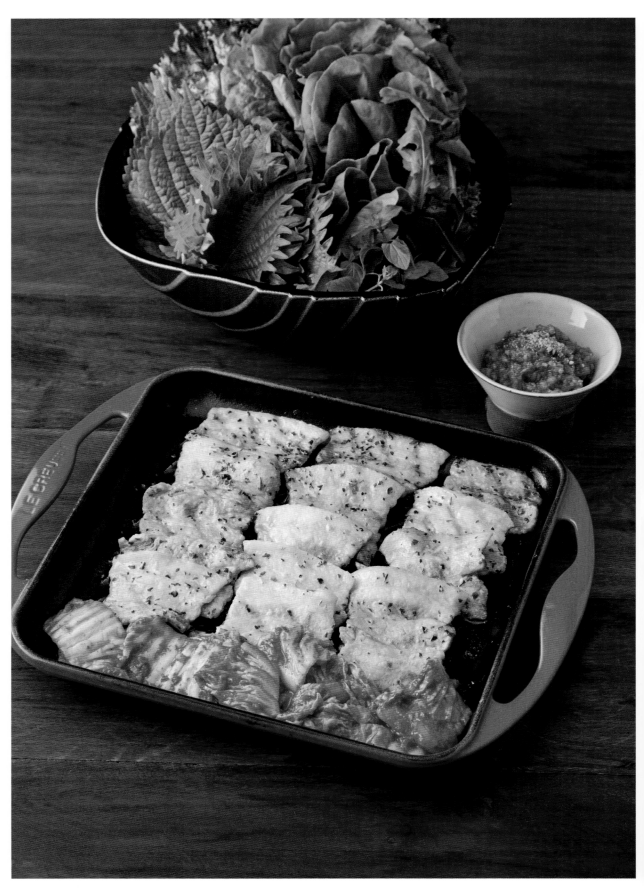

# ハーブマリネのサムギョプサル

豚肉のがっつりメニューがハーブでさわやかに変身!
巡らせ力もアップさせてしっかり栄養補給しましょう。

## 材料（4人分）

豚肉（焼肉用スライス）…… 約400g

**ハーブマリネ液**

乾燥ハーブミックス …… 小さじ1と1/2

太白ごま油 …… 大さじ2

にんにくのすりおろし …… 小さじ2/3

はちみつ …… 小さじ2/3

しょうゆ …… 小さじ2

**包み野菜**

サンチュ・サニーレタス・えごまの葉・青じそ・
ミントなどお好みの野菜 …… 各適量

白菜キムチ・ごま油 …… 各適量

ピリ辛合わせ味噌（P64）…… 適量

巡らせPoint

豚肉

＋

ハーブ

▼

豚肉の作用（腎を強くして気・
血を補い、からだを潤す）に
ハーブの巡らせ力が加わり、
胃腸の働きも高める。

## 作り方

**1** 豚肉をボウルに入れ、ハーブマリネ液を加えて和える。

**2** 包み野菜は洗って水けをきる。

**3** グリルパンを熱してごま油を薄くひき、**1**とキムチを並べて強中火で焼く。肉とキムチを**2**にのせ、ピリ辛合わせ味噌をつけて包んで食べる。

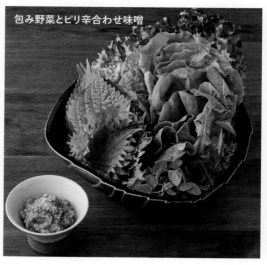

包み野菜とピリ辛合わせ味噌

サンチュとサニーレタスに、巡らせ力の高い香りのよい野菜を加えるのがポイントです。包むときに1種類だけでなく数種類を重ねて食べると、香りや歯ざわりに奥行きが出ておいしさも倍増!
また、にんにくとコチュジャンが入ったピリ辛合わせ味噌も巡らせ力をアップします。

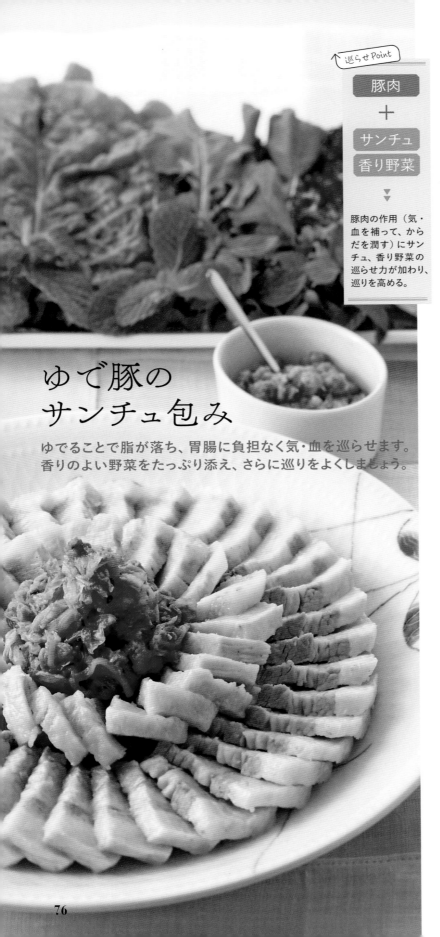

巡らせPoint

豚肉
＋
サンチュ
香り野菜
▼
豚肉の作用（気・血を補って、からだを潤す）にサンチュ、香り野菜の巡らせ力が加わり、巡りを高める。

# ゆで豚のサンチュ包み

ゆでることで脂が落ち、胃腸に負担なく気・血を巡らせます。香りのよい野菜をたっぷり添え、さらに巡りをよくしましょう。

## 材料（作りやすい分量）

豚バラブロック肉 ──── 600g
塩 ──── 大さじ1/2
こしょう ──── 少々
A ┌ 玉ねぎ ──── 1/2個
　│ 長ねぎの青い部分 ──── 1本分
　│ にんにく ──── 3片
　└ 酒 ──── 大さじ1

## 包み野菜

サンチュ・ルッコラ・サニーレタス・春菊（葉のみ）・えごまの葉・青じそ・ミントなど ──── 各適量
ピリ辛合わせ味噌（P64）・白菜キムチ ──── 各適量

## 作り方

**1** 豚肉に塩、こしょうをすり込んで鍋に入れ、たっぷりかぶるくらいの水を注いで強火にかける。沸騰したらアクをとり、Aを入れる。クッキングシートで落とし蓋をして、弱火で40分ほど煮る。

**2** 竹串を通して、中まで火が通ったことを確認したら、そのまま鍋ごと冷まし、粗熱がとれたら厚さ7mm～1cmに切る。

**3** 包み野菜に**2**、ピリ辛合わせ味噌、白菜キムチを包んでいただく（**a**）。

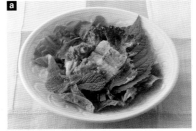

口に入れられる大きさに包むのがポイント。

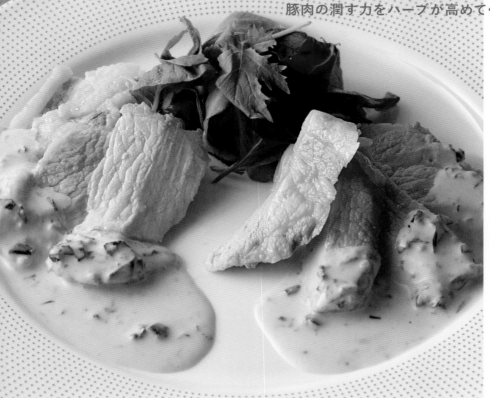

# 豚肉のハーブマリネ

乾燥や肩こりが気になるときにおすすめの一品。
豚肉の潤す力をハーブが高めてくれます。

巡らせPoint

豚肉
＋
ハーブ
柚子こしょう
▼
豚肉の作用（気・血を補って、からだを潤す）にハーブと柚子こしょうの巡らせ力が加わり、全身を温めて巡りを高める。

## 材料（2人分）

豚肩ロース肉 ……… 2枚（約200ｇ）
白ワイン ……… 大さじ2

**マリネ液**
| セージ ……… 5g
| タイム ……… 5本
| にんにくのすりおろし
|    ……… 小さじ1/4
| しょうゆ ……… 小さじ1/2
| エクストラバージン
|    オリーブオイル ……… 大さじ1

**ソース**
| 生クリーム ……… 80cc
| 柚子こしょう ……… 小さじ1/2

ベビーリーフ ……… 適量

## 作り方

**1** 豚肉は筋切りをする。マリネ液の材料をすべて混ぜ合わせ、密閉袋にマリネ液と豚肉を入れて、1時間～ひと晩漬ける（**a**）。

**2** **1**からハーブを取り出し、刻んでおく。

**3** フライパンを温め、弱火で**1**の豚肉をソテーし、薄く焼き色がついたら裏返し、白ワインを入れて蓋をし、3分蒸し焼きにする。火を止めてそのまま20分ほどおき、肉汁を落ち着かせ、取り出す。

**4** **3**のフライパンに生クリーム、**2**のハーブを加え、とろみが出るまで弱火で煮詰める。柚子こしょうを加えて混ぜ、火を止める。

**5** **3**の豚肉を食べやすい大きさに切って皿に盛り、**4**のソースをかける。ベビーリーフを添える。

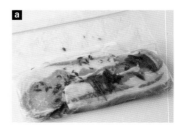

袋の中の空気をしっかり抜くのがポイント。

# 牛すじの韓国風煮込み

冷えや肌荒れを感じるときに食べたい牛すじ。
翌日はカレーにアレンジして、もっとからだを温めて。

巡らせPoint

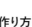

牛肉
＋
にんにく
唐辛子
▼

牛肉の作用（気・血を補って胃を丈夫にする）をにんにく、唐辛子の巡らせ力が高める。

## 材料（作りやすい分量）

牛すじ ……… 1kg

水 ……… 1.2ℓ

にんにく ……… 5片

長ねぎの青い部分 ……… 1本分

A　しょうゆ・みりん ……… 各90cc

　　砂糖 ……… 大さじ2

　　にんにくのすりおろし ……… 大さじ1

　　粉唐辛子（細びき） ……… 小さじ1と1/2

小ねぎの小口切り ……… 1本分

## 作り方

**1** 牛すじはたっぷりの水に1時間ほど浸して血抜きする。流水でやさしく洗って流し、これを数回繰り返す（くさみが取れる）。

**2** 厚手の鍋に**1**を入れ、たっぷりかぶるくらいの水を加えて沸騰させ、ゆで汁は捨ててざるに上げ、流水でやさしく洗う。

**3** **2**、分量の水、にんにく、長ねぎを圧力鍋に入れて蓋を閉め、8〜10分（ゆでこぼした後の牛すじの硬さにより加減する）圧力をかける。

＊圧力鍋がない場合は、強火で沸騰させたら弱火にし、クッキングシートで落とし蓋をしてから鍋蓋をし、弱火で1時間半〜2時間やわらかくなるまで煮る。

**4** 粗熱がとれたら牛すじとスープに分け、スープは冷蔵庫でひと晩冷やし、脂を固めて取り除く。

**5** 牛すじは食べやすい大きさに切って鍋に入れ、Aを加えて煮立て、中火にして15分ほど煮る。小ねぎを散らす。

キャベツは胃を守る作用があるので、胃が弱ったときもおすすめのアレンジです。
キャベツの千切りを器に盛り、牛すじ煮込みを汁多めにかけ、ワンタンの細切りを揚げたものをのせて。混ぜながら食べると、さっぱり食べられます。

下ゆでで取り分けたスープを温め、お好みのカレールウを加えればできあがり。おすすめは、でんぷんや油脂が少ないインドカレールウと一般的なカレールウをブレンドすること。私は3種のルウを使っています。味に深みが出ておいしく仕上がり、胃にもたれません。

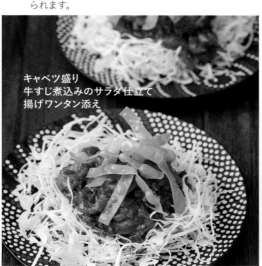

キャベツ盛り
牛すじ煮込みのサラダ仕立て
揚げワンタン添え

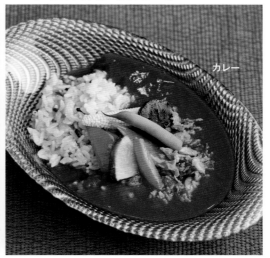

カレー

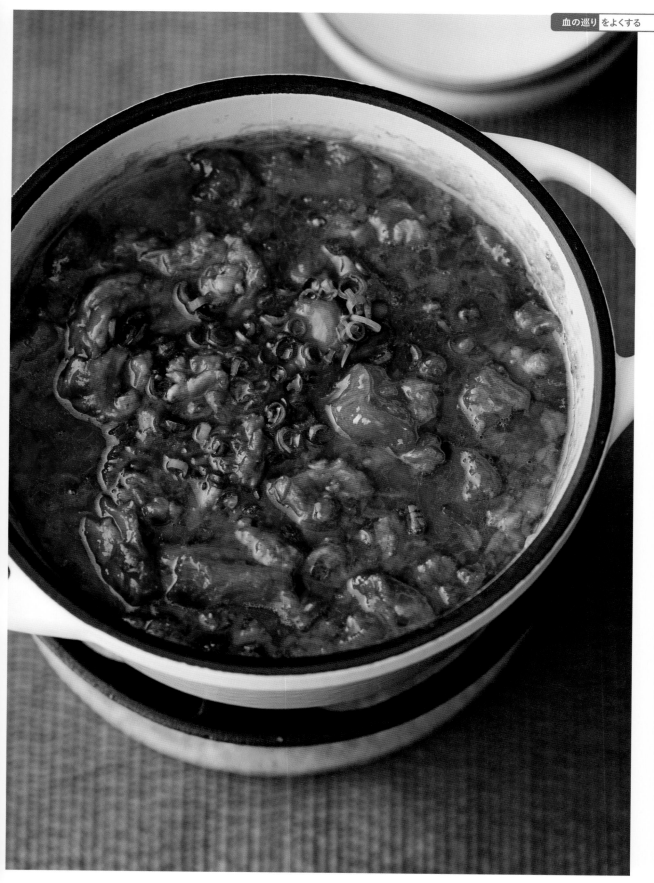

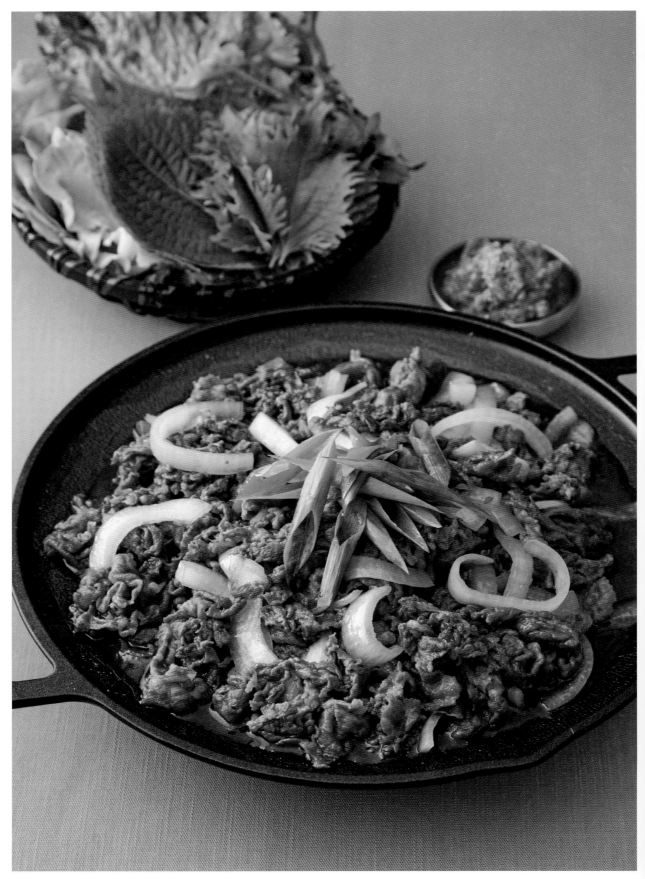

# 包んで食べるプルコギ

本格的なタレと合わせ味噌がおいしさの決め手。
貧血気味、血行不良におすすめです。

## 材料（4人分）

牛薄切り肉 ———— 500g

玉ねぎ ———— 1個

焼肉のタレ（P64）———— 大さじ5

酒 ———— 大さじ1

ごま油 ———— 小さじ2

青ねぎ ———— 3本

**包み野菜**

サンチュ・サニーレタス・えごまの葉・青じそ・
ミントなどお好みの野菜 ———— 各適量

ピリ辛合わせ味噌（P64）———— 適量

## 作り方

**1** 牛肉、焼肉のタレ、酒を合わせて、手でもみ込む。

**2** 玉ねぎは繊維を断つように1cm幅に切り、青ねぎは斜め切りにする。

**3** 鍋を温めてごま油をひき、中火にして玉ねぎを炒め、しんなりしたら**1**を加えてさっと炒め合わせる。蓋をして弱中火にし、蒸し焼きにする。味をみて薄ければ焼肉のタレ、砂糖（材料外）を加えて調える。青ねぎを加えて火を止める。

**4** 包み野菜に**3**、ピリ辛合わせ味噌をのせて包んで食べる。

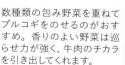

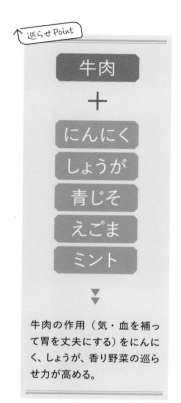

牛肉の作用（気・血を補って胃を丈夫にする）をにんにく、しょうが、香り野菜の巡らせ力が高める。

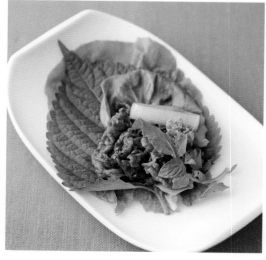

数種類の包み野菜を重ねてプルコギをのせるのがおすすめ。香りのよい野菜は巡らせ力が強く、牛肉のチカラを引き出してくれます。

# 牛にんにくそぼろ

巡りをよくする常備菜を作りおきしましょう。
血を補う牛肉と巡らせ力満点のにんにくの最強コンビです。

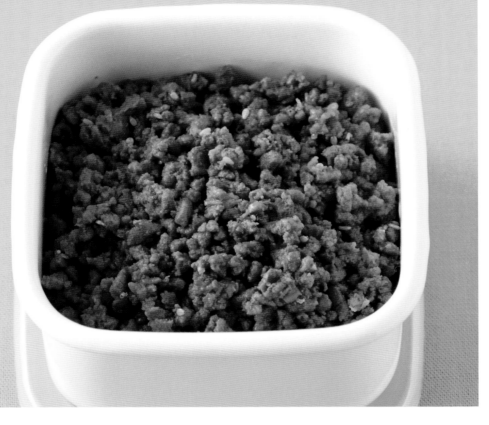

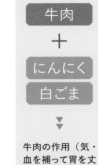

巡らせPoint

牛肉
＋
にんにく
白ごま
▼
牛肉の作用（気・血を補って胃を丈夫にする）ににんにくの巡らせ力、ごまの潤す作用をプラス。

## 材料（作りやすい分量）

牛ひき肉 ——— 300g
にんにくのすりおろし ——— 小さじ1
すり白ごま ——— 小さじ1
しょうゆ ——— 大さじ1
酒 ——— 小さじ1
ごま油 ——— 小さじ1

## 作り方

**1** フライパンにごま油を熱し、牛肉、酒を入れて中火でポロポロになるように炒める。

**2** 肉の色が変わったら、一旦火を止める。柄の方を上げてフライパンを傾け、油を集めてキッチンペーパーなどで吸いとる（**a**）。

**3** 中火にかけて、にんにく、しょうゆを加えて混ぜ合わせる。すりごまを入れて混ぜ、火を止める。

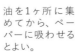

メインやおかずに
大活躍！

ご飯に混ぜてそぼろ飯やおにぎりに、炒飯、炒め物、スープに加えるなど、さまざまな料理に使えます。密閉容器に入れ、冷蔵庫で5日間、冷凍庫で約3週間保存が可能。

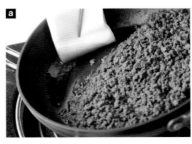

油を1ヶ所に集めてから、ペーパーに吸わせるとよい。

# 牛にんにくそぼろの 坦々風スープ

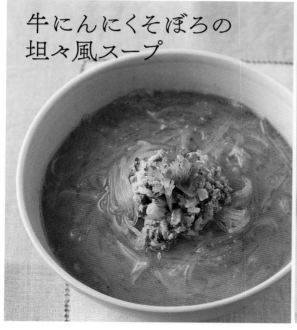

# 牛にんにくそぼろの キムチチャーハン

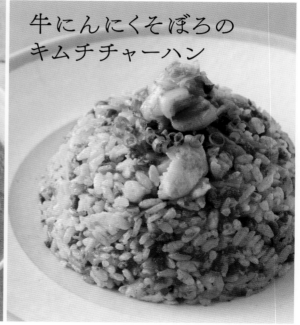

冷えを感じるときにおすすめ！
牛そぼろのコクで本格派の味わいです。

キムチの巡らせ力と旨辛味をプラス。
食欲アップ＆冷え退治に役立ちます。

## 材料（2人分）

| | |
|---|---|
| 牛にんにくそぼろ | チキンスープ ——— 700cc |
| ——— 大さじ5 | 練り白ごま |
| 緑豆春雨 ——— 60g | ——— 大さじ1と1/2 |
| しいたけ ——— 2個 | しょうゆ ——— 大さじ1と1/2 |
| 長ねぎ ——— 1本 | 豆板醤 ——— 小さじ2/3 |
| しょうが・にんにく | ごま油 ——— 大さじ1/2 |
| ——— 各1かけ | 香菜（好みで）——— 適宜 |

## 作り方

**1** 緑豆春雨は熱湯に15分浸し、ざるに上げる。しいたけは5mm角に切り、長ねぎ、しょうが、にんにくは粗みじん切りにする。

**2** 鍋にごま油を熱して弱～中火で長ねぎ、しょうが、にんにく、豆板醤を香りが出るまで炒め、しいたけを入れて強火にしてサッと炒め、牛にんにくそぼろ、春雨、チキンスープを加えて5分ほど煮る。

**3** 練りごまとしょうゆを混ぜて加え、ひと煮立ちさせて、火を止める。器に盛り、好みで香菜を飾る。

## 材料（2人分）

牛にんにくそぼろ ——— 大さじ3
ご飯 ——— 2膳分
卵 ——— 2個
長ねぎ ——— 1/2本
キムチ ——— 60g（飾り用に少しとっておく）
キムチの汁（あれば）——— 大さじ1
しょうゆ ——— 適量
ごま油 ——— 適量
小ねぎの小口切り ——— 2本分

## 作り方

**1** 長ねぎは粗めのみじん切りにする。フライパンにごま油小さじ2を熱し、溶いた卵を入れ、菜箸で混ぜながら強火で炒める。半熟になったら、一度取り出しておく。

**2** 同じフライパンでごま油小さじ1を熱し、長ねぎをサッと炒め、牛にんにくそぼろ、ご飯、キムチ、あればキムチの汁を入れて炒め合わせ、鍋肌からしょうゆを入れて味を調える。

**3** 器に盛り、キムチと小ねぎを飾る。

# うどの牛肉巻き 甘辛香味ソース

うどは春の体調不良によい食材で巡らせ力も上々。
にんにくをきかせたソースをかけて効果を高めます。

## 材料（2人分）

牛薄切り肉 —— 200g
塩・こしょう —— 各少々
うど —— 1本
小ねぎの小口切り —— 適量
甘辛香味ソース（P64） —— 大さじ3
（うどの太さにより、量は適宜調節）
ごま油 —— 少々

## 作り方

**1** うどは皮をむき、ひたひたの酢水
（水400cc＋酢小さじ1/2）に5分漬
け、熱湯で3分ゆでる。

**2** 牛肉に塩、こしょうをして、水けをふ
いたうどを巻く。フライパンにごま油
を熱し、中強火で牛肉を転がしなが
ら炒める。肉の色が変わったら甘辛
香味ソースを入れて蓋をし、弱火で5
分ほど蒸し焼きにする。

**3** 蓋を開け、中火にして甘辛香味ソー
スを煮からめる。ひと口大に切り、器
に盛って小ねぎを散らす。

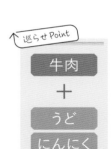

巡らせPoint

牛肉
＋
うど
にんにく

牛肉の作用（気
血を補って胃を丈
夫にする）にうど
の作用（水を巡ら
せる）、にんにくの
巡らせ力をプラス。

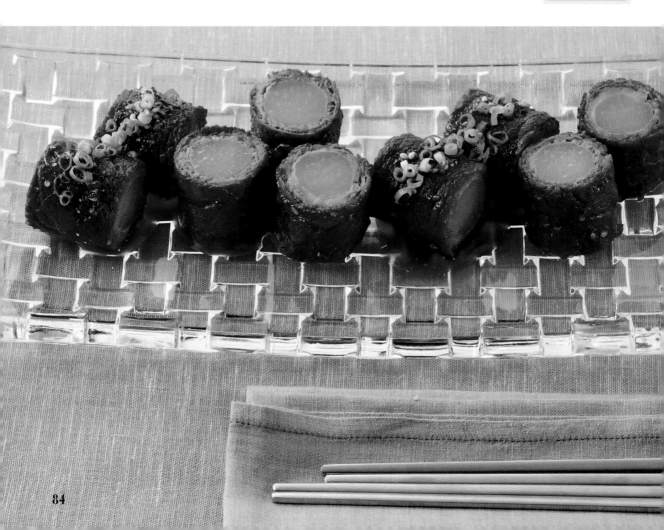

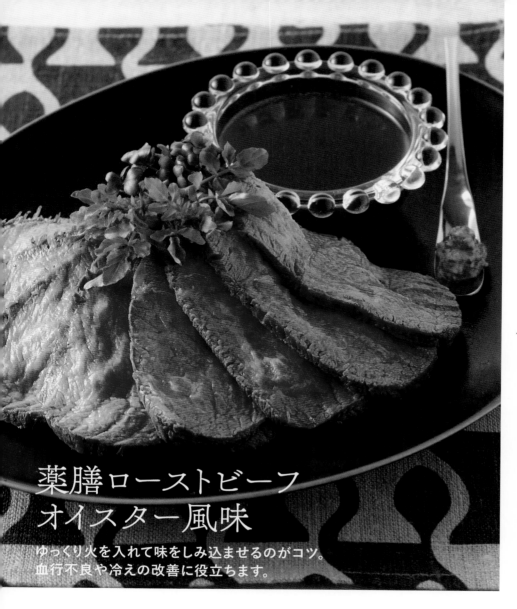

# 薬膳ローストビーフ
# オイスター風味

ゆっくり火を入れて味をしみ込ませるのがコツ。
血行不良や冷えの改善に役立ちます。

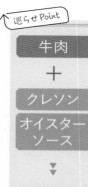

巡らせPoint

牛肉
＋
クレソン
オイスター
ソース
▼
この調理法は胃
腸に負担をかけず
に牛肉（気・血
を補って胃を丈夫
にする）を食べる
ことができる。

## 材料（2人分）

牛ブロック肉 ——— 500g

塩・こしょう ——— 各少々

クレソン ——— 適量

粒マスタード（好みで）——— 適宜

### 煮汁

和風だし（昆布、カツオ節で
　濃いめにとる）——— 300cc

しょうゆ ——— 50cc

オイスターソース ——— 大さじ2

みりん ——— 50cc

酒 ——— 大さじ1

## 作り方

**1** 煮汁の材料をすべて鍋に入れて火にかけ、軽く煮立てる。

**2** 牛肉を常温にしばらくおいて塩、こしょうをし、フライパンに入れて強火で焼き、すべての面に焼き色をつける。

**3** **1**の鍋に**2**を入れ、クッキングシートをかぶせ、20分ほど沸騰しない火加減で煮る。

**4** 串を刺して中まで火が通ったことを確認し、煮汁の中でそのまま冷ます（冷ましてから切ると肉汁が流れ出ず、肉がしっとりやわらかい）。

**5** 皿に牛肉を盛り、煮汁、クレソン、粒マスタードを添える。

# イカのピリ辛炒め素麺添え

血を補うイカ、気を補う豚肉に野菜と素麺も加え、
ピリ辛ダレで巡らせ力満点の一品に仕上げます。

## 材料（2人分）

| | |
|---|---|
| ヤリイカ ────── 大1杯 | わけぎ（または青ねぎ）────── 1/2束 |
| 豚ロース肉 ────── 100g | 素麺 ────── 3束 |
| 玉ねぎ ────── 1/2個 | コチュジャン万能ダレ（P110）────── 大さじ5 |
| 赤ピーマン ────── 1個 | 塩・こしょう ────── 各少々 |
| しいたけ ────── 3個 | 炒り黒ごま ────── 適量 |
| | ごま油 ────── 適量 |

## 作り方

**1** イカはさばいて胴と足を食べやすい大きさに切る。コチュジャン万能ダレをイカに大さじ3、食べやすい大きさに切った豚肉に大さじ1和える。野菜はすべて食べやすい大きさに切る。素麺はゆでて冷水でしめ、3等分にして丸めておく。

**2** フライパンにごま油を熱し、豚肉、玉ねぎ、赤ピーマン、しいたけの順に炒める。野菜がしんなりしたらイカ、わけぎを加えてサッと炒め、残りのコチュジャン万能ダレ、塩、こしょうで味を調える。

**3** 器に盛り、素麺を添えてごまを飾る。**2**と素麺を混ぜながらいただく。

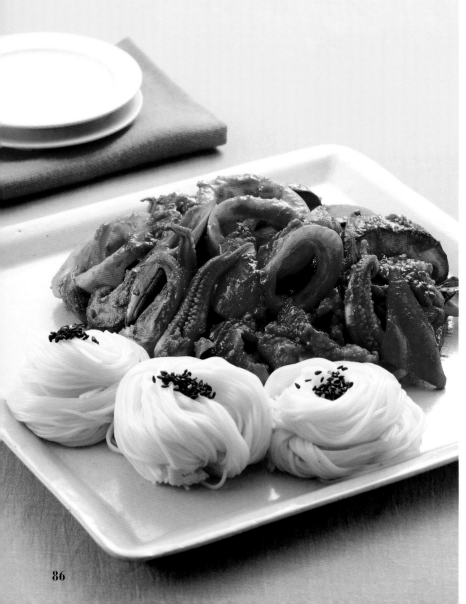

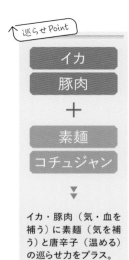

巡らせPoint

イカ

豚肉

＋

素麺

コチュジャン

▼

イカ・豚肉（気・血を補う）に素麺（気を補う）と唐辛子（温める）の巡らせ力をプラス。

# 薬膳マグロ丼

からだを温め、気・血を補って巡らせるマグロ。
薬味たっぷりの甘酸っぱいタレでさらに巡らせ力を高めます

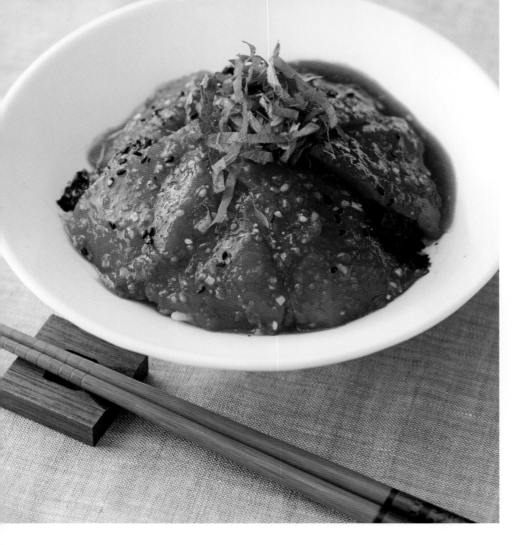

↖ 巡らせPoint

マグロ
＋
にんにく
長ねぎ
唐辛子
酢
▼
マグロの作用（気・血を補って巡らせる）、薬味と酢の巡らせ力（温めて気・血を巡らせる）が協力して働く。

## 材料（2人分）

マグロ刺身（おつくり）———— 約200g
薬味入り甘辛い酢味噌* ———— 大さじ3
ご飯 ———— 2膳分
韓国海苔 ———— 4枚
すりごま（白・黒）———— 各適量
青じそ ———— 3枚

＊薬味入り甘辛い酢味噌
甘辛い酢味噌（P110）に、にんにくのすりおろし小さじ1/2、長ねぎのみじん切り3cm分、ごま油小さじ1を加えたもの。

## 作り方

**1** マグロをバットに並べて薬味入り甘辛い酢味噌をかけて和える。

**2** 器にご飯を盛り、ちぎった韓国海苔、**1**の順にのせる。すりごまをかけ、刻んだ青じそをのせる。

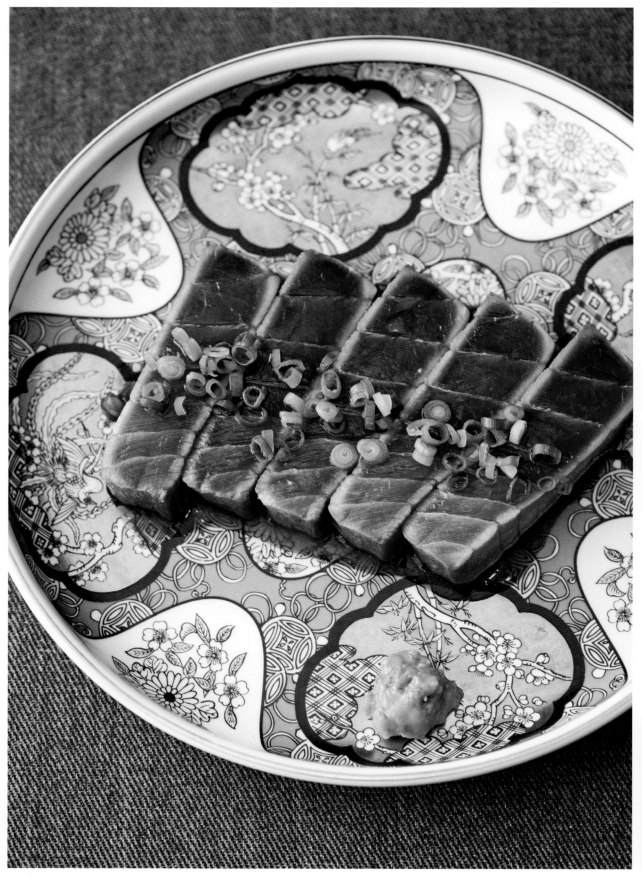

# マグロのステーキ

**体力不足や貧血が気になるときにどうぞ。
ピリ辛の味つけがからだを温めてくれます。**

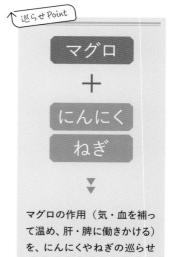

巡らせ Point

マグロ

＋

にんにく

ねぎ

▼

マグロの作用（気・血を補って温め、肝・脾に働きかける）を、にんにくやねぎの巡らせ力がサポートする。

## 材料（2人分）

マグロ（刺身用のサク）········· 約200g

A｜カツオじょうゆ* ········· 大さじ1
　｜にんにくのすりおろし ········· 小さじ1/2

*びんに厚削りのカツオ節適量を入れしょうゆをひたひたに加え、冷蔵庫で約1週間おく。約1ヶ月冷蔵保存可能。

B｜バター・みりん・しょうゆ ········· 各大さじ1/2

オリーブオイル ········· 大さじ1/2

小ねぎの小口切り ········· 2本分

わさび ········· 適量

*マグロはメバチマグロ、本マグロなどの赤身を使用。

カツオじょうゆは、カツオ節のうまみがしみ出て濃厚なおいしさ。冷や奴にかけたり、炒め物や煮物の味つけにも重宝です。

## 作り方

**1** マグロとAを冷蔵用保存袋に入れて冷蔵庫で半日〜1日漬ける。

**2** 汁けをふき、オリーブオイルを熱したフライパンで表面をサッと焼いて取り出す。食べやすく切って器に盛る。

**3** フライパンにBを入れて温め、**2**にかける。小ねぎをのせ、わさびを添える。

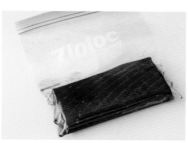

マグロにしっかり味をしみ込ませるのがポイント。漬けておけば、あとは焼くだけで完成なので、忙しいときに助かる料理です。

# カキのオイル漬け

貧血や更年期不調が気になるときにおすすめです。
いろいろな香辛料が気を巡らせながら風味もよくします。

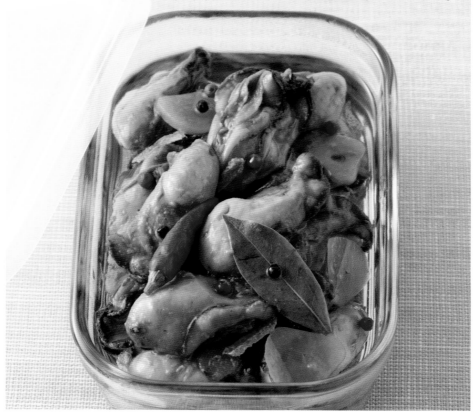

 巡らせ Point

| カキ |
| + |
| にんにく |
| 唐辛子 |
| 黒こしょう |
| 陳皮 |
| ▼ |

カキの作用（血・水を補い、精神を安定させる）を4つの巡らせ食材が高める。

## 材料（作りやすい分量）

カキ ……… 300g

オイスターソース ……… 大さじ1

ピュアオリーブオイル ……… 適量

にんにくのスライス ……… 適量

唐辛子 ……… 適量

粒黒こしょう ……… 適量

陳皮 ……… 小さじ1/4

ローリエ ……… 1枚

ピンクペッパー（あれば）……… 適宜

## 作り方

**1** カキは、薄い塩水で洗って水けをきり、フライパンでから炒りして、カキから出る水分を飛ばす。オイスターソースを加えて弱火で3分ほど煮る。

**2** 粗熱がとれたら密閉容器に入れ、カキがかぶるまでオリーブオイルを注ぎ、にんにくのスライス、唐辛子、粒黒こしょう、陳皮、ローリエ、あればピンクペッパーを加える。

好きなハーブを加えて、風味をアップ

タイムやローズマリーなど、好みのハーブを入れると風味豊かなオイル漬けになります。香りの豊かな食材は気の巡りをよくし、ストレス改善の薬膳料理になります。
密閉容器に入れて、冷蔵庫で約1ヶ月保存が可能。時間がたつとオイルが固まることがありますが、少し常温におくと戻ります。

# カキのオイル漬けで炊き込みご飯

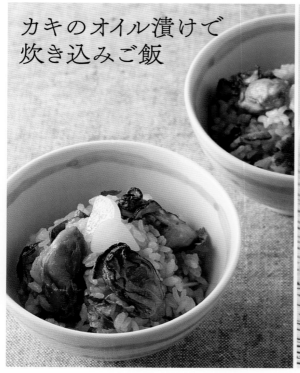

巡らせ力の強い三つ葉をたっぷり加え、
カキのオイル漬けの効能を高めましょう。

**材料（2合分）**

米 ……… 2合

カキのオイル漬け ……… 10個

カキのオイル漬け内のにんにくスライス ……… 6枚

オイスターソース ……… 大さじ1

水 ……… 適量

三つ葉 ……… 1/2束

**作り方**

**1** 米は洗って30分ざるに上げておく。
三つ葉は洗い、長さ2cmに切る。

**2** 炊飯器に米を入れ、水を2合の目盛
りまで入れる。三つ葉以外のすべて
の材料を入れて炊飯器で炊く。

**3** 炊きあがったら三つ葉を混ぜて、器
に盛る。

# 小松菜とカキのオイル漬けの炒め物

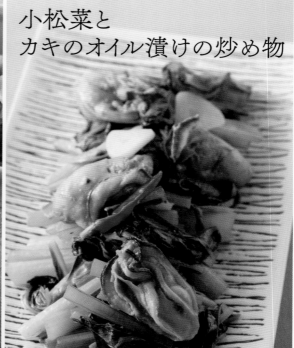

小松菜はからだを潤してお通じを改善。
デトックスにもよい組み合わせです。

**材料（2人分）**

カキのオイル漬け ……… 6個

小松菜 ……… 1束

カキのオイル漬け内のにんにくスライス ……… 適量

カキのオイル漬け内の唐辛子 ……… 1本

いしる*（なければしょうゆでも可）……… 小さじ2

しょうゆ ……… 小さじ1

塩・こしょう ……… 各適量

カキのオイル漬けのオイル ……… 適量

*いしるは、イカで作った魚醤。ナンプラーのようなうまみがある。
ないときはナンプラーで代用しても。

**作り方**

**1** 小松菜は食べやすく切り、水けをしっかりときる。
フライパンにカキのオイル漬けのオイルを入れて
中弱火にかけ、にんにくのスライスと唐辛子を入
れて香りが出たら、強火で小松菜を炒める。

**2** 小松菜が少ししんなりしたら、カキのオイル漬けを
加え、いしる、しょうゆ、塩、こしょうで味を調える。

## 材料（2人分）

サバ ─── 4切れ
白菜キムチ ─── 120g
長ねぎ ─── 1/2本
大根 ─── 約3cm
菜の花 ─── 1/4束
練り白ごま ─── 小さじ1
A しょうゆ ─── 大さじ1
　 みりん ─── 大さじ1
　 水・酒 ─── 各100cc
　 しょうがのスライス ─── 3枚

## 作り方

**1** サバはざるにのせ、熱湯をかけてサッと霜降りにし、皮目に切り目を入れる。白菜キムチは大きめのひと口大に切る。長ねぎは厚めの斜め切り、大根は厚さ約7mmのいちょう切りにする。菜の花はサッと塩ゆでして水けをきり、食べやすい大きさに切る。

**2** 鍋にAを入れて煮立たせ、サバ、キムチ、長ねぎ、大根を入れて、ときどき煮汁をかけながら8分ほど煮る。仕上げに煮汁を少しとり、練りごまを溶いて鍋に戻し、混ぜる。

**3** 器に盛り、菜の花を添える。

巡らせPoint

サバ
＋
キムチ
大根
しょうが
▼
サバの作用（気・血を補って血を巡らせ、胃に働きかける）をキムチ、大根、しょうがの巡らせ力が高める。

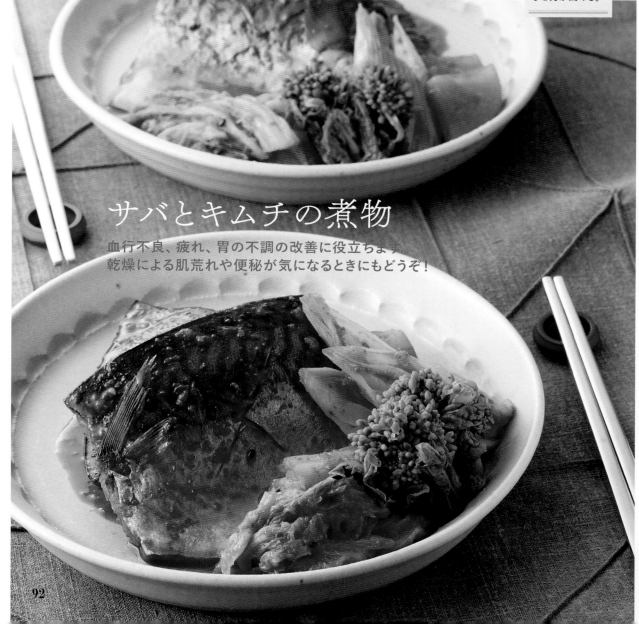

## サバとキムチの煮物

血行不良、疲れ、胃の不調の改善に役立ちます。
乾燥による肌荒れや便秘が気になるときにもどうぞ！

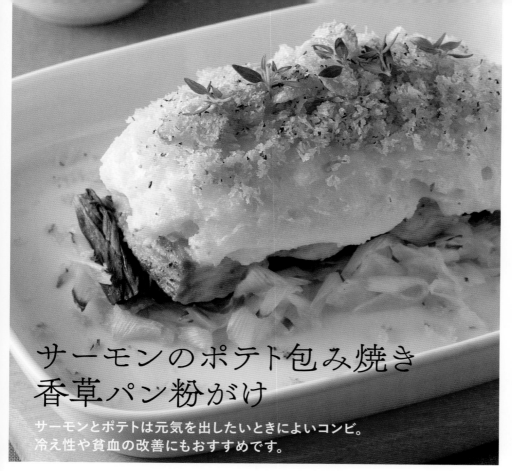

# サーモンのポテト包み焼き
# 香草パン粉がけ

サーモンとポテトは元気を出したいときによいコンビ。
冷え性や貧血の改善にもおすすめです。

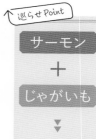

巡らせPoint

**サーモン**

**＋**

**じゃがいも**

▼

サーモンの作用（気・血を補って巡らせ、お腹を温める）とじゃがいもの作用（胃を整えて気を補う）が相乗効果を生む。

## 材料（2人分）

サーモン ――― 2切れ
じゃがいも ――― 300g
ほうれん草 ――― 1/4束
長ねぎ ――― 1/2本
タイム ――― 適量
生クリーム ――― 約45cc
ガーリックバター ――― 小さじ1
小麦粉・オリーブオイル・塩・
　こしょう ――― 各適量

### 香草パン粉

　ローズマリー ――― 1本
　タイム（みじん切り）――― 2本
　陳皮 ――― 少々
　にんにくのスライス ――― 1片分
　パン粉 ――― 大さじ5
　塩・こしょう ――― 各適量
　ピュアオリーブオイル ――― 30cc

## 作り方

**1** ほうれん草は塩ゆでして4cmに切る。長ねぎは斜め薄切りにする。

**2** じゃがいもは蒸して皮をむき、生クリーム、塩小さじ1/4、こしょう少々と一緒にフードプロセッサーにかけ、なめらかにする。

**3** フライパンに油を熱し、長ねぎをソテーして取り出す。サーモンに塩小さじ1/4、こしょう少々をふって小麦粉をつけ、両面をサッと焼く。

**4** 耐熱皿にほうれん草、**3**を盛り、ガーリックバターをのせ、**2**を包むようにのせる。 200℃のオーブンで8分ほど焼き、香草パン粉をかけてさらに2分焼く。焼きあがったらタイムを飾る。

## 香草パン粉の作り方

**1** フライパンに、にんにくのスライスとオリーブオイルを入れ、じっくり弱火にかけて香りを出す。

**2** 葉のみをみじん切りにしたローズマリー、タイムのみじん切り、陳皮、パン粉を加え、キツネ色になるまで炒める。塩、こしょうで味をつける。

> **香草パン粉は、あらゆる料理に大活躍**
>
> キッチンペーパーに包んで密閉容器に入れ、冷蔵庫で約5日間、冷凍庫で約2週間保存が可能。グラタンやパスタ、サラダなど、さまざまな料理に使えます。

# ブリの照り焼き オイスター風味

疲れと体力低下、貧血を改善したいときに。
大根を添えて消化吸収をよくするのも大事です。

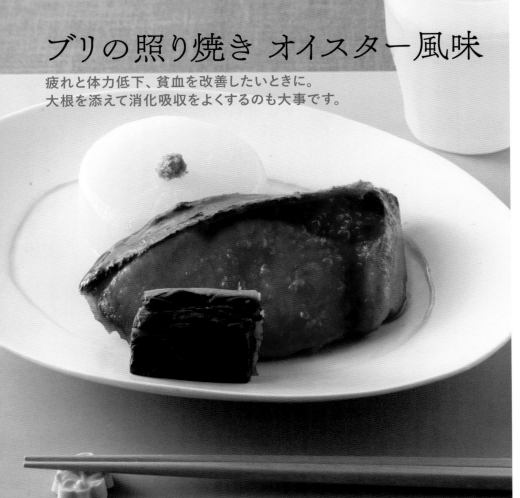

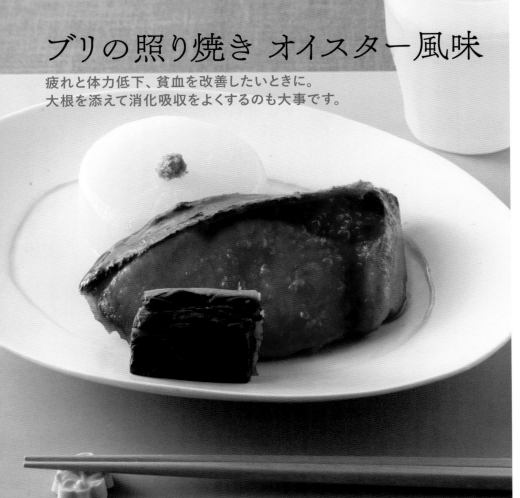

巡らせPoint

ブリ
＋
大根
▼

ブリの作用（気・血を補ってからだを潤し、胃腸を整える）を大根の作用（気を巡らせ、消化吸収アップ）でサポート。

## 材料（2人分）

ブリ ─── 2切れ
大根の輪切り（厚さ約3cm）─── 2個
ほうれん草 ─── 1/2束
小麦粉 ─── 適量
塩 ─── 少々
サラダ油 ─── 少々
オイスターソース ─── 小さじ1
発酵バター ─── 5g
柚子こしょう（好みで）─── 適宜

タレ
　酒 ─── 40cc
　みりん ─── 小さじ1
　しょうゆ ─── 小さじ2
　砂糖 ─── 小さじ1/2

## 作り方

**1** ブリは塩をして15分ほどおき、水分をふきとる。大根は皮をむいて面取りをして、裏に十文字の隠し包丁を入れ、水からやわらかくなるまで煮る。ほうれん草はゆでて冷水にとり、水けをしぼって食べやすい長さに切る。

**2** ブリに小麦粉を薄くはたき、フライパンにサラダ油を熱して焼き、両面に焼き色がついたら取り出す。

**3** フライパンをきれいにする。タレの材料をすべて加えて煮立て、ブリを戻し、オイスターソースを加えて火を通す。

**4** ブリを取り出し、煮汁を軽く煮詰め、発酵バターを加えてよく混ぜる。

**5** 皿に盛り、煮汁をかける。大根とほうれん草を添える。好みで柚子こしょうをのせる。

### タレの保存＆アレンジ方法

密閉容器に入れ、冷蔵庫で約3週間保存が可能。仕上げの発酵バターの代わりに、すった柚子の皮をかけると、気の巡りをよくする力がアップします。ストレスを感じたら、ぜひどうぞ。

## 材料（2人分）

アジ ─── 1尾（三枚におろしたもの）

塩 ─── 小さじ1/4

こしょう ─── 少々

山いも ─── 約5cm

片栗粉 ─── 適量

長ねぎの白い部分 ─── 1本

サラダ油 ─── 適量

**タレ**

甘辛い酢味噌（P110）─── 大さじ3

だし汁（昆布）─── 大さじ1

砂糖 ─── 小さじ1

酢 ─── 小さじ1

香菜（あれば）─── 適宜

## 作り方

**1** アジは食べやすい大きさに切り、塩、こしょうをして、片栗粉をまんべんなくまぶす。山いもは皮をむいて幅1cm角の棒状に切り、アジと同様に片栗粉をまぶす。長ねぎは、ごく細い千切りにして白髪ねぎを作り、水にさらしてから水けをよくきっておく。タレの材料を混ぜておく。

**2** フライパンに多めの油を熱し、中火で山いも、アジの順にソテーする。器に白髪ねぎを敷いてアジと山いもをのせ、タレをかける。あれば香菜を飾る。

# アジと山いものソテー ピリ辛甘酢ダレ

アジと山いもに食欲をそそるタレをかけて。
食欲不振や老化症状の改善に役立ちます。

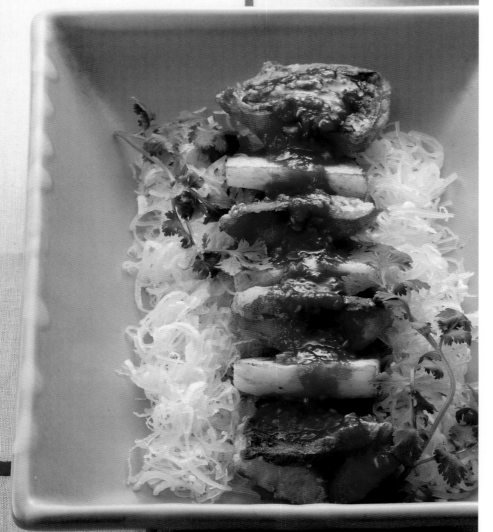

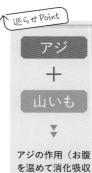

巡らせ Point

アジ

＋

山いも

▼

アジの作用（お腹を温めて消化吸収をよくする）と山いもの作用（気を補ってからだを潤す）が協力する。

# 自家製オイルサーディン

イワシは血行不良、老化予防によい食材です。
常備菜にして毎日でも食べましょう。

## 材料（作りやすい分量）

真イワシ（三枚におろしたもの）…… 20枚（10尾分）
塩 …… 適量
ピュアオリーブオイル …… 400cc
にんにく …… 3片
タイム（生）…… 10本
ローズマリー（生）…… 5本

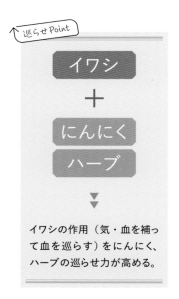

巡らせPoint

イワシ
＋
にんにく
ハーブ

イワシの作用（気・血を補って血を巡らせる）をにんにく、ハーブの巡らせ力が高める。

## 作り方

**1** イワシは血、ドリップがあればふきとって重さを計り、イワシの重さの2.5％の塩をふり、2時間冷蔵庫におく。

**2** フライパンにオリーブオイル、薄切りにしたにんにく、タイム、ローズマリーを入れて弱火にかけ、温度計を使って130℃になるまでじっくり加熱し、香りを十分引き出す。

**3** **1**の汁けをふいて**2**に入れ、130℃を保ちながら20分ほど煮る。

**4** 火を止めてフライパンに入れたまま完全に冷ます。密閉容器に移し、フライパンのオイルをざるでこしながら入れる（イワシがかぶるくらい）。お好みでフレッシュなローズマリー、タイムを追加でのせて冷蔵保存する。約1ヶ月で食べきる。

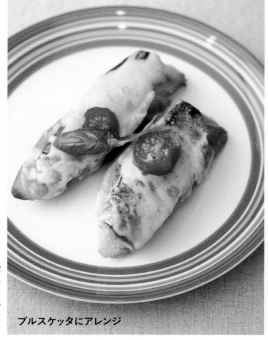

お好みのパン（バゲット、塩パンなど）にバジル、オイルサーディン、シュレッドチーズ、プチトマトの順にのせ、トースターでチーズが溶けるまで焼く。器に盛り、バジルを飾る。

**ブルスケッタにアレンジ**

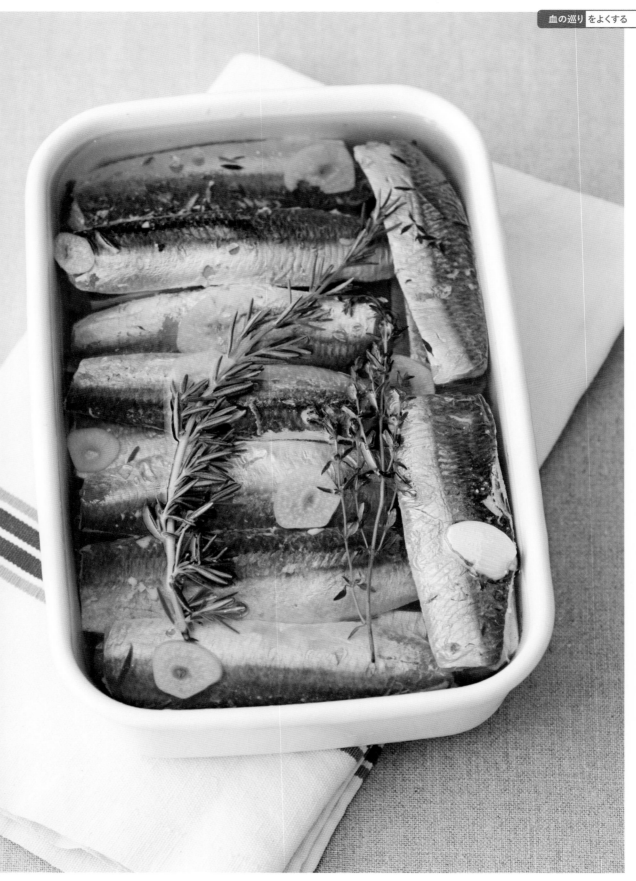

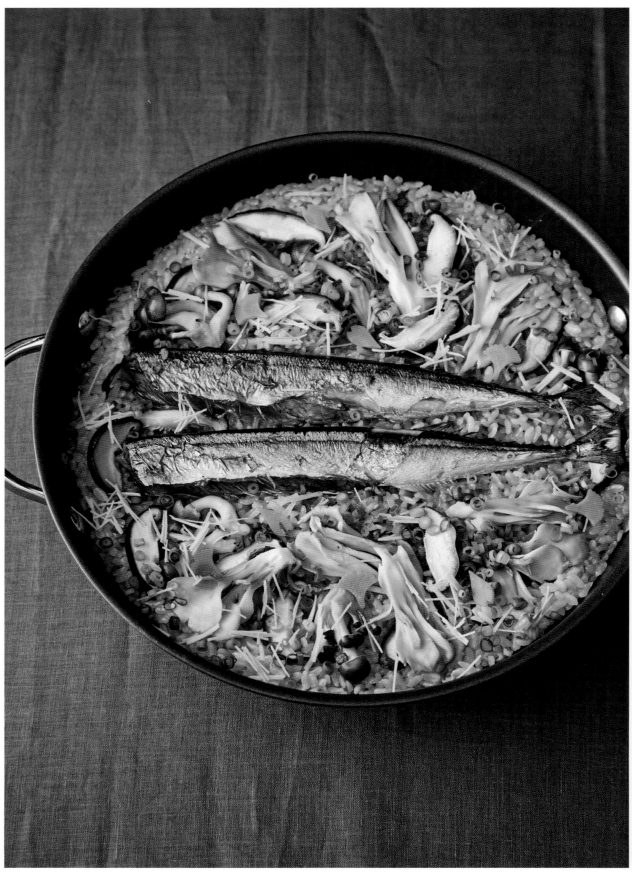

# サンマときのこの炊き込みご飯

**胃腸の不調や疲労、肩こりが気になるときにおすすめ。**
**からだを潤すきのこを加え、秋の乾燥にも備えましょう。**

## 材料（4人分）

米 ─── 2合

サンマ ─── 2尾

塩 ─── 適量

お好みのきのこ（しいたけ・まいたけ・しめじなど）─── 合わせて100g

A｜だし（昆布とカツオ節）─── 360cc
　｜しょうゆ ─── 大さじ1と1/2
　｜酒・みりん ─── 各小さじ2

針しょうが ─── 1片分

小ねぎの小口切り ─── 3本分

にんじん（お好みで）─── 適宜

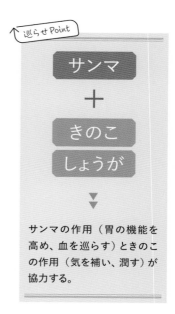

巡らせ Point

サンマ
＋
きのこ
しょうが
▼▼

サンマの作用（胃の機能を高め、血を巡らす）ときのこの作用（気を補い、潤す）が協力する。

## 作り方

**1** 米は洗ってざるに上げ、30分ほどおく。

**2** サンマは頭と内臓をとり、塩をふってグリルでこんがり焼く。きのこは食べやすい大きさに切る。

**3** 鍋に（フライパンでも）、米とAを入れ、**2**をのせて炊飯モードで炊く。ガスコンロやIHヒーターに炊飯モードがない場合は、強火で沸騰させ、弱火にして12分ほど炊いて火を止め、10分蒸らす。

**4** 炊きあがったら針しょうが、小ねぎ、お好みで飾り切りしてゆでたにんじんを散らす。

**5** 食べるときは、サンマを取り出し、骨を取ってほどよい大きさに割り、ご飯を盛った上にのせる。

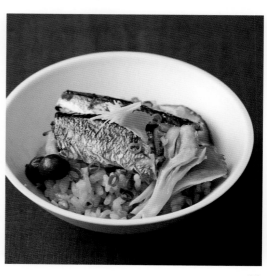

# 肉味噌ジャージャー麺

肉味噌を作り置きすれば簡単！
胃腸を元気にして冷えの改善を助けます。

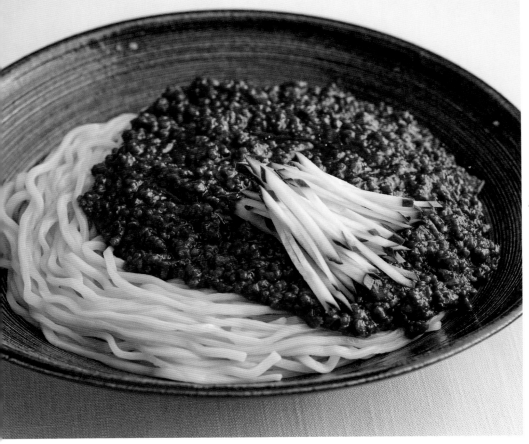

巡らせPoint

豚肉
＋
味噌
▼

豚肉の作用（気・血を補い、からだを潤す）と味噌の作用（からだを温めて気・血を巡らす）が相乗効果を生む。

## 肉味噌の材料（約5玉分）

豚ひき肉 ——— 300g
しょうがのみじん切り ——— 10g
にんにくのみじん切り ——— 1片分
長ねぎのみじん切り ——— 1本分
ごま油 ——— 大さじ2
A｜赤味噌 ——— 80g
　｜しょうゆ ——— 大さじ2
　｜砂糖 ——— 大さじ2
　｜酒 ——— 大さじ2
　｜甜麺醤 ——— 大さじ2
　｜豆板醤 ——— 小さじ1
　｜チキンスープ ——— 100cc

つけ麺用の中華麺 ——— 人数分
きゅうり（千切り）——— 適量

*赤味噌は「さくら味噌」とも呼ばれる
甘い調合味噌で田楽や赤だしに使う。

## 作り方

**1** フライパンにごま油、しょうが、にんにくを入れて弱火にかけ、香りが出たら長ねぎを加えてしんなりするまで炒める。

**2** ひき肉を加えてパラパラになるように炒め、色が変わったらAを加えて煮立て、弱火にして8分ほど煮る。

**3** 中華麺を表示通りにゆでて流水で洗い、熱湯をかけてしっかり水けをきる。器に盛って肉味噌をかけ、きゅうりを飾る。

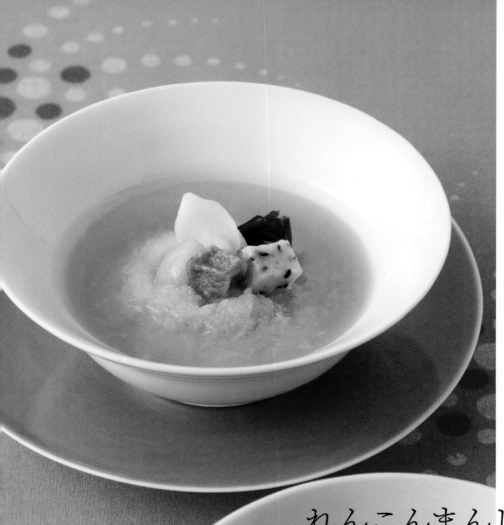

巡らせPoint

れんこん
＋
山いも
▼
れんこんの作用
（血を補ってから
だを潤す）と山い
もの作用（気を
補って胃・肺の機
能を高める）が協
力する。

# れんこんまんじゅう

れんこんと山いもは元気を出すのによい食材。
免疫力と美肌づくりにも役立ちます。

## 材料（2人分）

れんこん ──── 100g
山いも ──── 30g
塩 ──── 少々
しょうがのすりおろし
　　　──── 小さじ1/2
本葛 ──── 大さじ1
だし汁 ──── 160cc
薄口しょうゆ ──── 小さじ1
酒・みりん ──── 各少々

### トッピング

黒きくらげ（乾燥）──── 適量
松の実 ──── 2個
生麩（1cm角、2種）──── 各1個
百合根 ──── 2片
銀杏 ──── 2個

## 作り方

**1** れんこんと山いもをすりおろし、塩を加えて混ぜ、2等分する。黒きくらげは10分ほど水に浸す。葛は同量の水で溶いておく。

**2** 耐熱の器に **1** のれんこんと山いもを入れ、トッピングをそれぞれのせ、8分ほど蒸す。

**3** 鍋にだし汁、薄口しょうゆ、酒、みりんを入れて煮立て、**1** の水溶き葛でとろみをつける。しょうがのすりおろしを加えて混ぜ、**2** にかける。

# キムチとにらの餃子

慢性の冷え性、冷えによる不調の改善におすすめです。
キムチのおかげで簡単に味が決まるのがうれしい！

## 材料（10〜12個分）

餃子の皮（大判）────── 10〜12枚
豚ひき肉 ────── 100g
A｜オイスターソース ────── 小さじ1
　｜チキンスープ ────── 大さじ2
　｜ごま油 ────── 小さじ1
白菜キムチ ────── 30g
にら ────── 20g
キャベツ ────── 80g
ごま油 ────── 小さじ2
香味甘酢ダレ（P110）────── 適量

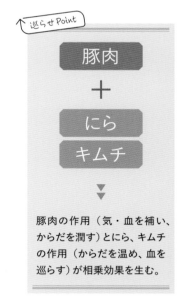

巡らせPoint

豚肉
＋
にら
キムチ
▼

豚肉の作用（気・血を補い、からだを潤す）とにら、キムチの作用（からだを温め、血を巡らす）が相乗効果を生む。

## 作り方

**1** キムチ、にらはみじん切り、キャベツは粗みじん切りにする。

**2** ひき肉をボウルに入れてAを加え、よく練り混ぜる。**1**を加えて混ぜる。

**3** **2**を餃子の皮で包む。

**4** フライパンを熱してごま油をひき、**3**を並べて強中火にして軽く焼き色をつける。熱湯を餃子の高さ1/5くらいまで入れて蓋をし、中火で5分焼く。

**5** 蓋をとり、火を強めて水分を飛ばし、餃子の周りにごま油ひとたらし（分量外）をかけ、香ばしく仕上げる。

**6** 器に盛り、香味甘酢ダレを添える。

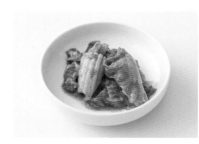

キムチの複雑なうまみ、香り、味わいは、餃子の味つけにとても便利です。しかも、キムチは巡らせ力が高いので一石二鳥の活躍！

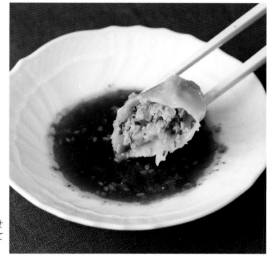

薬味とすりごまの風味をきかせた香味甘酢ダレ。作り置きしておくととても重宝です。

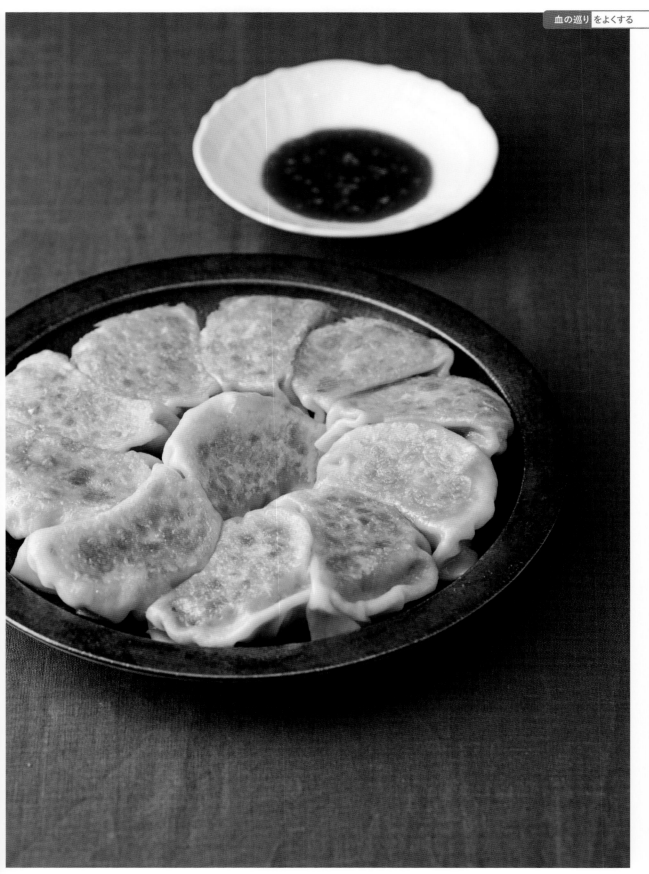

# 野菜マリネ

甘酸っぱくうまみの濃いマリネ液がからだを潤し、
免疫力アップや熱中症の予防に役立ちます。

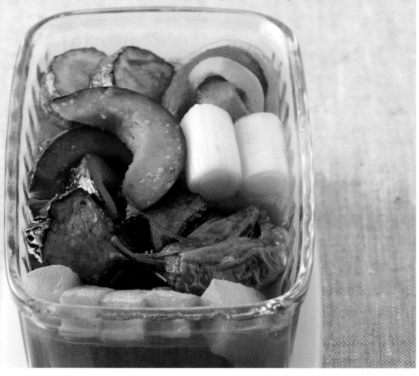

巡らせPoint

夏野菜
＋
マリネ液
▼
夏野菜は寒性や
涼性のものが多
いので、マリネ液
（酸味＋甘味＋うま
み）の作用（血水
を補う）を加え、冷
やす力を弱める。

## 材料（作りやすい分量）

野菜（かぼちゃ・長ねぎ・なす・
　ズッキーニ・パプリカ・ししとうなど）
　　　──── 適量
揚げ油──── 適量

### マリネ液

　和風だし（濃いめ）──── 500cc
　ヌックマム*（ナンプラーでも代用可）
　　　──── 大さじ5〜6
　薄口しょうゆ──── 大さじ1強
　酢──── 大さじ4
　砂糖──── 小さじ2
　はちみつ──── 大さじ1
　ごま油──── 大さじ1

*使う野菜はお好みのものでOK。

*ニョクマムともいう。おもにイワシで作る
魚醤の一種で、ベトナム料理には欠かせな
い調味料。大手スーパーなどで購入可。

## 作り方

**1** マリネ液の材料をすべて混
ぜ合わせる。

**2** 野菜はそれぞれ食べやすい
大きさに切る。かぼちゃ、しし
とう、なす、ズッキーニは素揚
げにし、長ねぎとパプリカは
魚焼きグリルで皮が黒くなる
まで焼いて皮をむく（**a**）。

**3** 2をマリネ液に3時間ほど漬
ける。

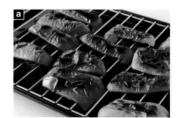

表面の皮だけが焦げて、中はとろっ
と火が通っている状態になる。

**野菜マリネの
プラスアイデア**

フェンネルや粒こしょうなどのスパイス、食べるラー油な
ど、唐辛子由来のものをプラスして、お腹を温め、気・
血の巡りをアップさせましょう。
野菜の色はあせますが、密閉容器に入れて、冷蔵庫で5
日くらい野菜は保存でき、マリネ液は使い回すことがで
きます。味をみて足りなくなった調味料を足しましょう。

# 野菜マリネの ぶっかけうどん

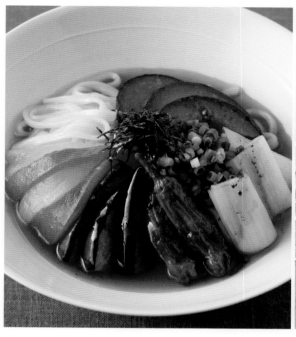

# リーフサラダ 野菜マリネがけ

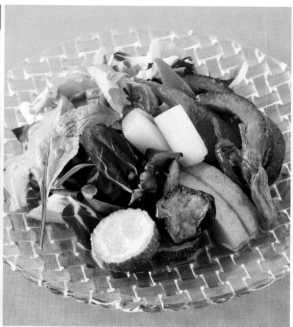

うどんは気を補う食材です。
マリネ液をかけ汁に加えるのがポイント。

**材料（2人分）**

野菜マリネ ──── 適量

野菜マリネのマリネ液 ──── 200cc

うどん ──── 2人分

めんつゆ（2倍濃縮タイプ）──── 約100cc

小ねぎの小口切り ──── 適宜

海苔（好みで）──── 適宜

ラー油（好みで）──── 適宜

**作り方**

**1** うどんは表示通りにゆで、（冷やしうどんなら水で洗ってしめる、温うどんならそのまま）水けをきって器に盛る。

**2** 野菜マリネのマリネ液とめんつゆを混ぜ、**1**にかける。

**3** 野菜マリネをのせ、好みで小ねぎ、海苔、ラー油をかける。

サラダはからだを冷やすものが多いですが、
マリネのサラダなら冷えを感じるときでも大丈夫。

**材料（2人分）**

野菜マリネ ──── 適量

リーフサラダ ──── 適量

**作り方**

リーフサラダを皿に盛り、野菜マリネを
マリネ液ごと添える。

# なすのディップ

なすは、夏の食欲不振、むくみ、ほてりを改善します。
潤し、巡らせる食材をプラスしていただきましょう

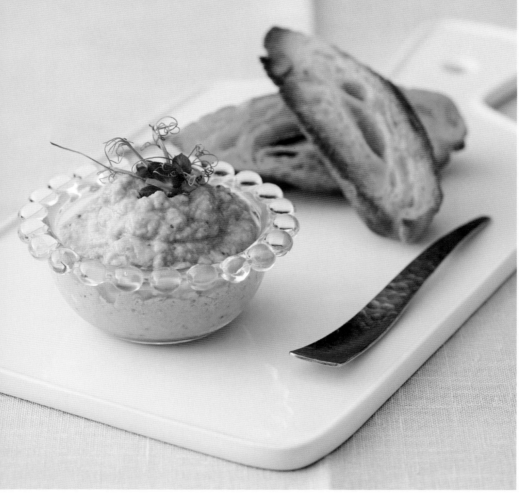

巡らせ Point

| なす |
| + |
| 練り白ごま |
| 味噌 |
| にんにく |
| ▼ |

なすの作用（血・
水を巡らせ、熱を
取り去り、胃腸を
整える）とからだ
を潤すごま、味噌・
にんにくの巡らせ
力が協力する。

## 材料（作りやすい分量）

長なす ──── 2本（約320g）

A｜にんにくのすりおろし ──── 小さじ1/2
　｜練り白ごま ──── 小さじ2
　｜白味噌 ──── 小さじ1と1/2
　｜アンチョビ（フィレ）──── 2枚

塩 ──── 適量

バゲット ──── 適量

## 作り方

**1** なすは皮やへたをとらずに丸ごとグリ
ルで焼き、皮が焦げて芯までやわらか
くなったら、温かいうちに皮をむき、粗
熱をとる。

**2** 1が冷めて余分な水分が出ていたら軽
くしぼり、フードプロセッサーに入れる。
Aを加え、スイッチを入れてペースト状
にし、味をみながら塩で調える。

**3** 器に盛りつけ、焼いたバゲットを添える。
お好みでスプラウトなどの青みをあし
らっても。

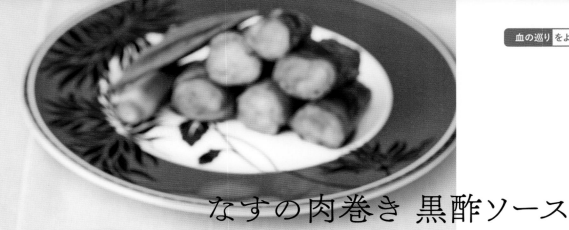

# なすの肉巻き 黒酢ソース

豚肉のうまみを吸ったトロトロのなすが絶品！
温めて巡らすスパイスと黒酢の効果も上々です。

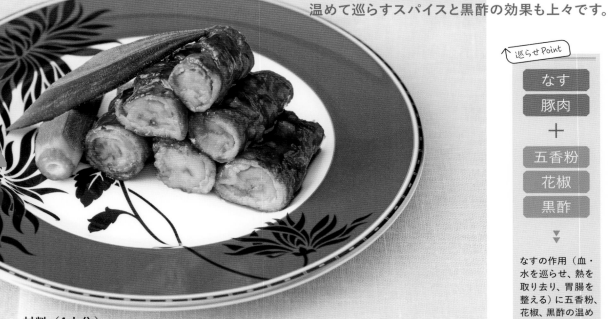

巡らせPoint

なす
豚肉
＋
五香粉
花椒
黒酢
▼

なすの作用（血・水を巡らせ、熱を取り去り、胃腸を整える）に五香粉、花椒、黒酢の温める作用を加え、巡らせる。

## 材料（4人分）

なす ────── 2本

豚バラ薄切り肉 ──────── 300g

A ┃ 五香粉 ──────── 小さじ1/2
　┃ 花椒（粉末）────── 小さじ1/3
　┃ 塩 ─────── 小さじ1
　┃ こしょう ─────── 少々

酒 ─────── 大さじ2

黒酢ソース* ────── 60cc

チキンスープ ────── 30cc

水溶き片栗粉 ────── 適量

＊なすは、加熱するとトロッとやわらかくなるものがおすすめ。長いものが巻きやすい。

＊黒酢ソース（作りやすい分量）
黒酢大さじ2、黒砂糖大さじ3、酒大さじ1、しょうゆ・みりん各小さじ2、オイスターソース小さじ1を混ぜる。冷蔵庫で約3ヶ月保存可能。

## 作り方

**1** Aを合わせて豚肉の片面にふる。

**2** なすはピーラーで皮をむき、1cm角くらいの棒状に切る。

**3** 1のAをふった面を内側にして2（3本ずつ束ねる）に巻きつけていく。すきまができないようにきつく巻く。

**4** フライパンを熱して3を並べ、弱火で焼き、肉の色が変わったら酒を入れて蓋をし、なすがやわらかくなるまで蒸し焼きにして取り出す。

**5** フライパンの脂をふき、黒酢ソース、チキンスープを入れて煮立たせ、水溶き片栗粉でとろみをつけて4を戻してからめる。食べやすく切って盛りつける。お好みでオクラなど青みを添えても。

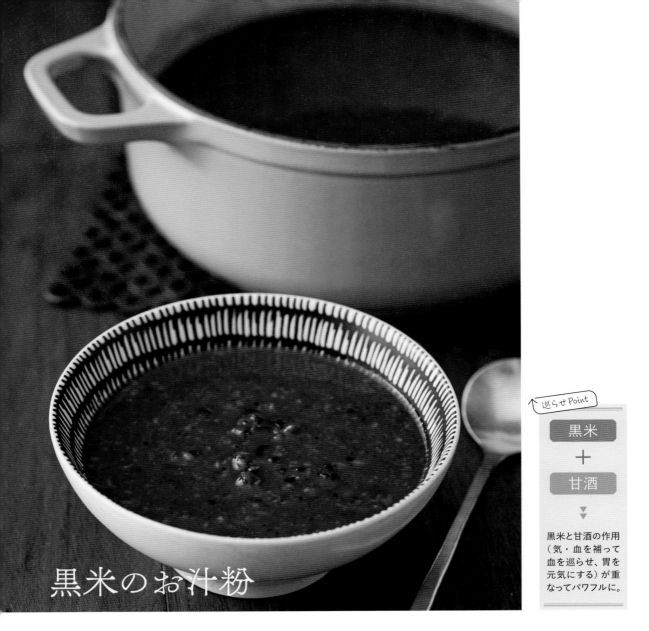

巡らせPoint

黒米

＋

甘酒

▼

黒米と甘酒の作用
（気・血を補って
血を巡らせ、胃を
元気にする）が重
なってパワフルに。

# 黒米のお汁粉

黒米は「増血米」と呼ばれるほど気・血を補います。
疲れや不眠などの改善に役立ちます。

## 材料（6人分）

黒米 ········· 3/4合
黒米の甘酒（希釈タイプ）* ········· 400cc
塩 ········· 適量

*甘酒は、米や玄米の甘酒でもよいが必ず希釈タイプを選ぶ。

## 作り方

**1** 黒米は洗って鍋に入れ、約5倍量の水を加え、
ひと晩浸水させる。

**2** 1を強火にかけて沸騰させ、弱火にして蓋を
し、やわらかくなるまで18分ほどゆでる。

**3** 食べてみて黒米に火が通っていれば、すぐ
に甘酒を加えて火を止め、余熱が入らないよ
うにする。 塩で味を調える。

*約3日間は冷蔵保存可能。

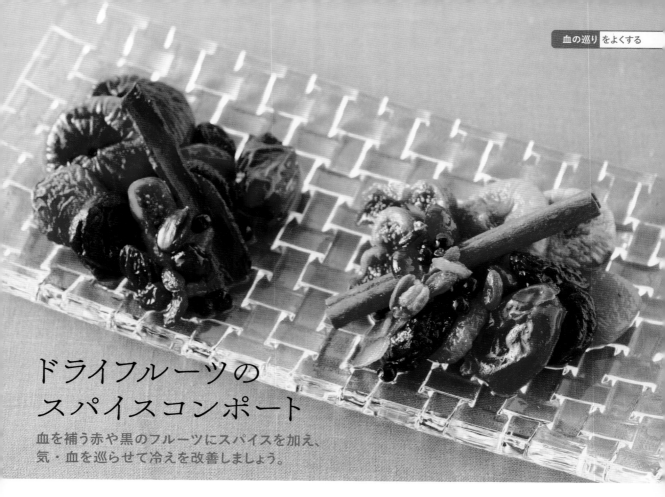

# ドライフルーツの
# スパイスコンポート

血を補う赤や黒のフルーツにスパイスを加え、
気・血を巡らせて冷えを改善しましょう。

## 材料（作りやすい分量）

ドライフルーツ（クコの実・プルーン・あんず・干しぶどう・なつめやし・
　ドライいちじく・クランベリー・ブルーベリーなど）…… 合わせて約350g
カルダモン …… 5粒
クローブ …… 3個
シナモンスティック …… 1本
陳皮 …… 小さじ1
しょうがのスライス …… 3枚
赤ワインまたは白ワイン …… 300cc
砂糖 …… 50g

## 作り方

**1** 鍋に赤ワインまたは白ワイン、砂糖、カルダモン（さやを割り、種をほぐしてすべて入れる）、クローブ、シナモンスティック、陳皮、しょうがのスライスを入れて火にかけ、沸騰させて、アルコールを飛ばす。

**2** ドライフルーツを加えて煮立て、弱中火にして15分ほど煮て、火を止める。

**3** クッキングシートをかぶせて、冷めるまでそのままおいておく。冷めたら密閉容器に入れて、冷蔵庫で保存する（約1週間保存可能）。

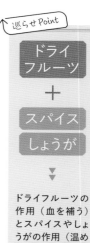

巡らせPoint

ドライ
フルーツ

＋

スパイス

しょうが

▼

ドライフルーツの作用（血を補う）とスパイスやしょうがの作用（温めて気・血を巡らす）が相乗効果を生む。

## レシピに登場するタレ2

タレは、多めに作って保存すると薬味や調味料がなじみ、うまみが増してコクが出ます。
時間がつくるおいしさを楽しんでください。

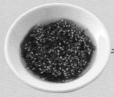

### 香味甘酢ダレ
（P26、49、102、134）

酢は血を巡らせて
解毒に働く

**材料**

| | |
|---|---|
| しょうゆ ── 大さじ4 | すり白ごま ── 大さじ2 |
| 砂糖 ── 大さじ2 | 粉唐辛子（細びき）── 少々 |
| 酢 ── 大さじ2 | にんにくのすりおろし ── 小さじ1 |
| ごま油 ── 大さじ2 | しょうがのすりおろし ── 小さじ1 |
| | 長ねぎのみじん切り ── 小さじ2 |

**作り方**

すべての材料を合わせて、よく混ぜる。

 **保存** 密閉容器に入れて、冷蔵庫で約1ヶ月保存可能。

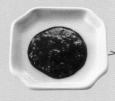

### 甘辛い酢味噌
（P87、95）

柑橘の汁が気を巡らせる

**材料**

| | |
|---|---|
| コチュジャン ── 大さじ1 | |
| 砂糖 ── 大さじ1 | |
| はちみつ ── 適量 | |
| 酢 ── 大さじ1 | |
| 柚子酢 ── 小さじ1/2（レモン汁でも可） | |

＊コチュジャンはメーカーにより辛さが違うので、砂糖やはちみつで加減する。

**作り方**

すべての材料を合わせて、よく混ぜる。

**保存** 密閉容器に入れて、冷蔵庫で約3ヶ月保存可能。

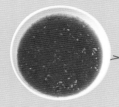

### コチュジャン万能ダレ
（P35、86）

にんにくがお腹を温めて
巡らせる

**材料**

| | |
|---|---|
| コチュジャン ── 大さじ6 | すり白ごま ── 大さじ3 |
| しょうゆ ── 大さじ6 | にんにくのすりおろし ── 大さじ3 |
| 砂糖 ── 大さじ3 | しょうがのすりおろし ── 大さじ1.5 |
| みりん ── 大さじ3 | 長ねぎのみじん切り ── 大さじ3 |
| ごま油 ── 大さじ3 | こしょう ── 少々 |
| はちみつ ── 大さじ2 | |

**作り方**

すべての材料を合わせて、よく混ぜる。

 **保存** 密閉容器に入れて、冷蔵庫で約1ヶ月保存可能。

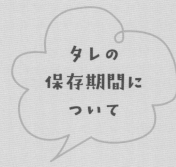

### タレの保存期間について

タレは清潔な容器で保存し、冷蔵保存すれば表記の保存期間食べられます。ただし、保存条件（冷蔵庫の温度の変化や常温に長くおくなど）によっては傷む場合もあります。目安の期間中であっても、匂いや見ための変化がないかどうかを確認するようにしましょう。

# Part 4

# 水

## を巡らせる薬膳ごはん

水は、全身を潤して
乾燥を防いでいます。
水の不足と停滞を改善して
巡らせる食材とレシピを
知りましょう。

# 水の巡りが悪くなると……？

## こんな症状があらわれます

- むくみやすい。とくにふくらはぎや足首などの下半身がむくみ、だるさや痛みもある。
- お腹でチャプチャプ、ゴロゴロと音がすることがある。
- 食欲不振、胃もたれがある。
- 軟便や下痢になりやすい。
- からだがだるくて重く感じる。
- 雨の日は体調不良になる。
- 手足の冷え、めまい、耳鳴り。
- 鼻水、目やに、おりもの、湿疹など。

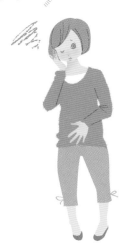

## 水の巡りが悪くなる原因は？

| | |
|---|---|
| 冷えがある | 水の巡りと冷えは相関関係にあり、水の巡りが悪いと冷え、冷えると水の巡りも悪くなる。 |
| 水分の摂りすぎ | 必要以上に水分を摂ると冷えて胃腸の働きがにぶり、水の巡りが悪くなる。 |
| 運動不足 | 筋肉は余分な水分を排出するポンプの働きがある。運動不足で筋肉・筋力が落ちると水が溜まりやすくなる。 |
| 気の不足、気・血の巡りの悪化 | 気が不足すると、気・血の巡りが悪くなり、水の巡りも悪くなる。これにより溜まった水が、さらに血の巡りを悪化させるという悪循環に。 |

# 水を巡らせる食材は……？

甘・酸・苦の食材を意識して食べましょう。

## 水を巡らせる食材

・瓜類（白瓜、メロン、すいかなど）

・豆類（緑豆、緑豆製春雨、小豆、大豆、そら豆など）
・海藻類

・ズッキーニ、きゅうり、白菜、大豆もやし、とうもろこし、とうもろこしのヒゲ

・はと麦

## からだを潤す食材

・果物（なし、柿、杏仁、いちじく、りんご、みかん）

・白きくらげ

・大豆、ごま、銀杏、山いも

・卵、豚肉、牛乳、豆腐

・魚介類（カキ、ホタテ）

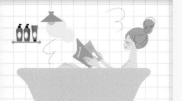

## 気を補い、胃腸の機能を高める食材

・穀類（うるち米、もち米、オートミール、粟など）

・いも類、にんじん、かぼちゃ

・キャベツ、カリフラワー、ブロッコリー

## 食べ方・生活で気をつけること

・冷たいもの、生ものは食べすぎない。
・甘いもの、辛いもの、脂っこいものを食べすぎない。
・アルコールは水を溜める熱を生むので控えめに。
・塩分を摂りすぎず、あっさりしたレシピを選ぶ。
・冷房や薄着に注意してからだを冷やさないようにする。
・ぬるめのお湯でゆっくり入浴する。
・適度な運動を心がける。

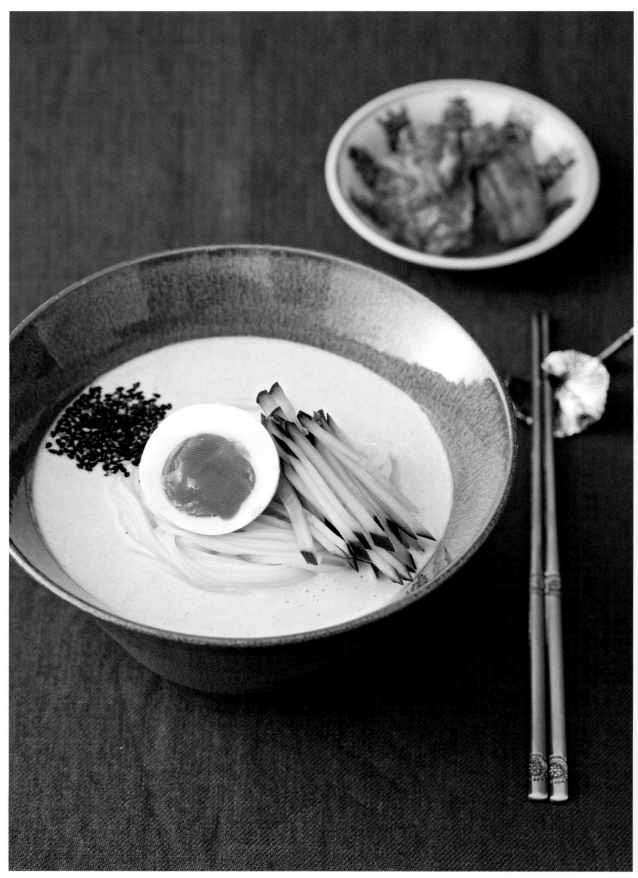

# 手づくり豆乳麺

胃腸の不調や栄養不足、水分代謝の改善によい一品。
冷えが気になるときはキムチを添えて食べましょう。

**材料（4人分）**

大豆（乾燥豆）……… 150g

水 ……… 800cc

A 炒り白ごま ……… 大さじ2
　ピーナッツ・カシューナッツ ……… 各12g
　塩 ……… 小さじ2

氷 ……… 約200g

半田素麺 ……… 4束

**トッピング**

｜ゆで卵・きゅうり（千切り）・炒り黒ごま ……… 各適量

\*氷はクラッシュアイスや小さめのもので、分量は大豆汁の濃度によって加減する。
\*麺は中華麺でもよい。

**作り方**

**1** 大豆は洗い、たっぷりの水にひと晩浸して戻す。

**2** **1**は流水で洗って水けをきり、厚手の鍋に分量の水と入れて強火にかけ、沸騰したらアクをとり、強中火にして蓋をし、15分ほど煮て火を止める。完全に冷めるまで放置する。

**3** **2**を煮汁ごとミキサーに入れて**A**を加え、スイッチを入れてなめらかにし、氷を加えてさらにスイッチを入れる。ポタージュくらいの濃度になればよい。味をみて足りなければ塩を加える。

**4** 半田素麺を表示通りにゆで、流水で洗って氷水でしめ、水けをきって器に盛り、**3**をかける。トッピングをのせる。お好みでキムチを添える。

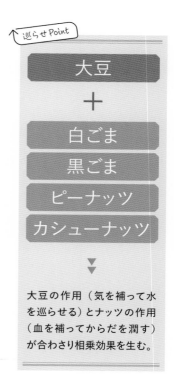

巡らせ Point

大豆

＋

白ごま

黒ごま

ピーナッツ

カシューナッツ

▼

大豆の作用（気を補って水を巡らせる）とナッツの作用（血を補ってからだを潤す）が合わさり相乗効果を生む。

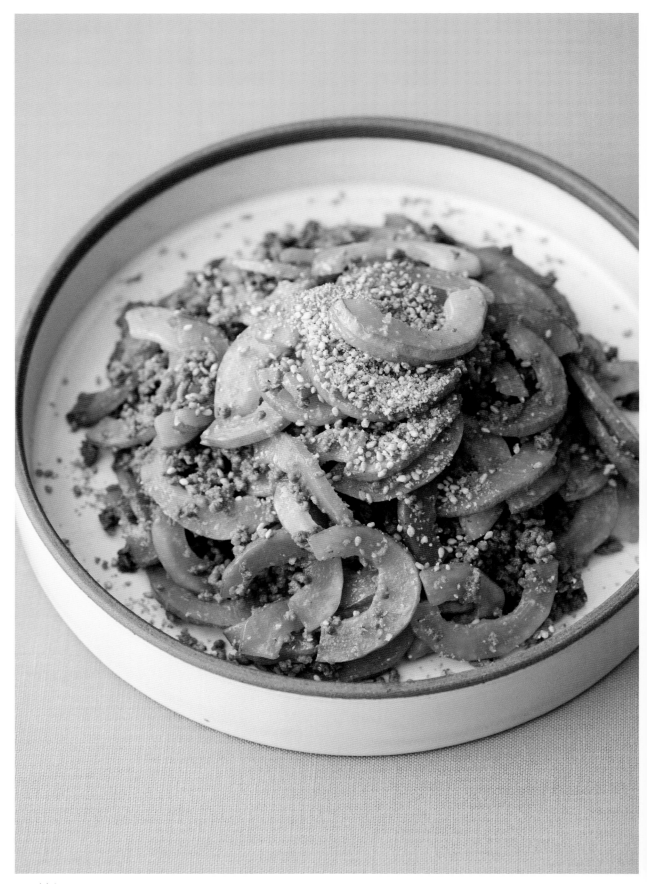

# 白瓜と牛そぼろの炒め物

**余分な熱が溜まるとイライラ、ほてり、食欲不振、
むくみなどの原因に。この改善に役立つ一品です。**

## 材料（4人分）

白瓜 ──── 2本
牛ひき肉 ──── 300g
塩・こしょう ──── 各少々
にんにくのすりおろし ──── 小さじ1
しょうゆ ──── 大さじ1〜
ごま油 ──── 適量
すり白ごま ──── 小さじ1

＊白瓜は加賀胡瓜でもOK。

## 作り方

**1** 白瓜は縦半分に切って種をとり、2mm厚さの薄切り
にする。

**2** フライパンを熱してごま油をひき、ひき肉を入れてこ
しょうをふり、中火で炒める。色が変わったらフライ
パンの端に寄せる。

**3** **2**のあいたところに**1**を入れ、塩、こしょうをふって
炒める。ひき肉から出た脂を白瓜になじませるよう
にする。脂があまりに多い場合はペーパーで吸い
取るとよい。

**4** にんにくを加えて混ぜ、蓋をして弱中火で5分ほど
蒸し炒めにし、仕上げにしょうゆで味を調える。器
に盛って白ごまをかける。

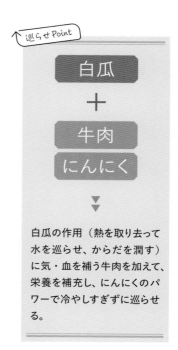

巡らせ Point

白瓜
＋
牛肉
にんにく
▼

白瓜の作用（熱を取り去って
水を巡らせ、からだを潤す）
に気・血を補う牛肉を加えて、
栄養を補充し、にんにくのパ
ワーで冷やしすぎずに巡らせ
る。

**117**

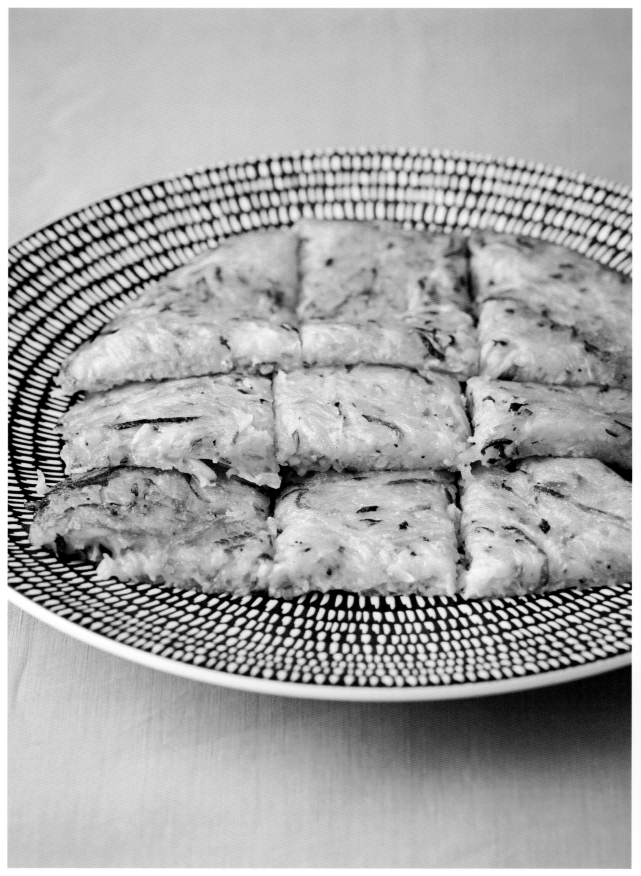

# ズッキーニとじゃがいものチヂミ

腎に働いて水の巡りをよくするズッキーニ。
暑気あたりや排尿異常などの改善をサポートします。

## 材料（作りやすい分量）

ズッキーニ ------- 1本（約250g）

塩 ------- 小さじ1

じゃがいも ------- 大1個

素干しアミ ------- 約6g

ホタテ（水煮缶）------- 40g

A｜薄力粉 ------- 30g

　｜上新粉 ------- 30g

　｜片栗粉 ------- 大さじ1

ごま油 ------- 大さじ1

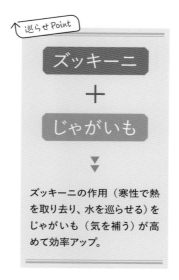

巡らせPoint

ズッキーニ
＋
じゃがいも
▼
▼

ズッキーニの作用（寒性で熱を取り去り、水を巡らせる）をじゃがいも（気を補う）が高めて効率アップ。

## 作り方

**1** ズッキーニは5mm厚さの斜め薄切りにし、さらに3mm幅の千切りにする。ボウルに入れて塩を混ぜ、しばらくおいてしんなりしたら水けを軽くしぼる。

**2** じゃがいもはズッキーニと同じように千切りにする。

**3** 1、2を合わせ、Aを加えて混ぜる。混ぜ始めは、手で混ぜるとなじみやすい。

**4** フライパンを熱してごま油をひき、3を丸く広げ入れて焼く。焼き色がついてきたら返し、ヘラで軽く押しながら焼く。何度か返しながら両面によい焼き色がつけばできあがり。

**5** 食べやすく切って器に盛る。

# きゅうりのキムチ

きゅうりは潤いを与えながら利尿も高める食材。
巡りを高める薬味で冷やしすぎずに巡らせます。

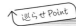
巡らせPoint

きゅうり
＋
玉ねぎ
にんにく
しょうが
唐辛子
▼

きゅうりの作用（涼性でのどの渇きを潤し、むくみを改善する）を巡らせ食材の薬味類がおだやかにする。

## 材料（作りやすい分量）

きゅうり ------- 7本

A｜ 塩 ------- 大さじ2
　｜ 水 ------- 800cc

大根 ------- 150g

紫玉ねぎ ------- 小1個

塩 ------- 小さじ1と1/2

B｜ りんご ------- 1/2個
　｜ にんにくのすりおろし ------- 大さじ2/3
　｜ しょうがのすりおろし ------- 小さじ1
　｜ 粉唐辛子（粗びき）------- 大さじ3
　｜ アミの塩辛 ------- 大さじ2
　｜ 砂糖 ------- 大さじ1
　｜ 炒り黒ごま ------- 適量

## 作り方

**1** きゅうりは真ん中で斜めに切り、切り口で揃えて並べ（**a**）、端を切って長さ約8cmに揃える。根元を残して十字に切り込みを入れる。Aを混ぜた中に浸し、1時間ほどおいてざるに上げ、水けをきる。

**2** 大根は長さ5cmの千切り、紫玉ねぎは5mm厚さの薄切りにし、合わせて塩を混ぜ、しんなりしたら水けをしぼる。大きめのボウルに入れ、Bと混ぜ合わせて薬味をつくる。

**3** **2**に**1**を加えてさっと混ぜ合わせる。きゅうりの切り込みに**2**をはさみ込み、保存容器に並べ入れ、常温で5〜6時間漬ける。その後は冷蔵庫で2〜3日漬けると食べごろに。1週間ほどで食べきる。

**a**

この切り方できゅうりの長さがきれいに揃って見ためもよく、全体の漬け具合も揃う。

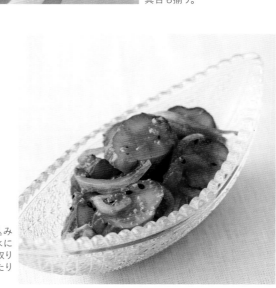

切り落とした端っこは、切り込みを入れたきゅうりと一緒に塩水に漬け、作り方**2**の薬味を少し取り分けて和えて。箸休めにぴったりのキムチになります。

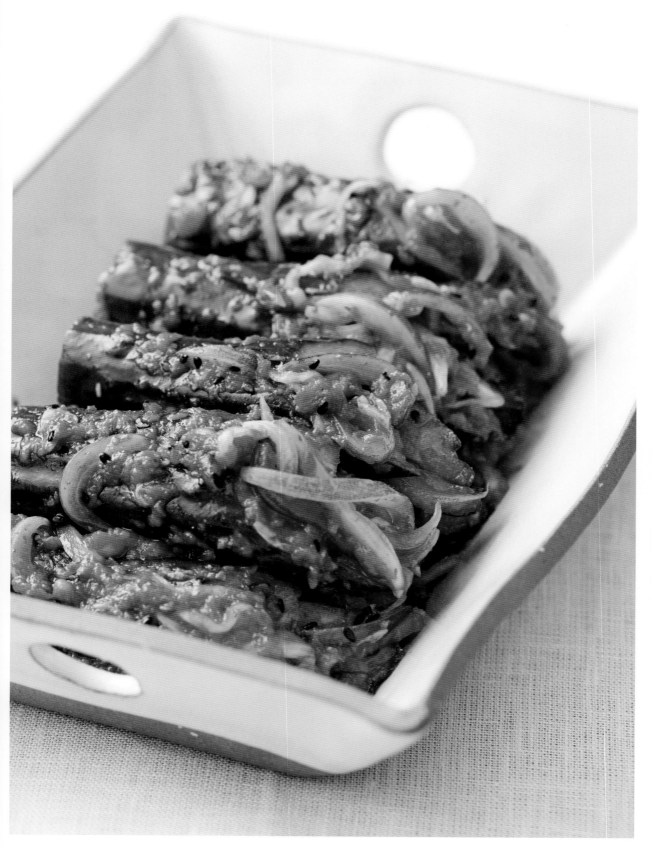

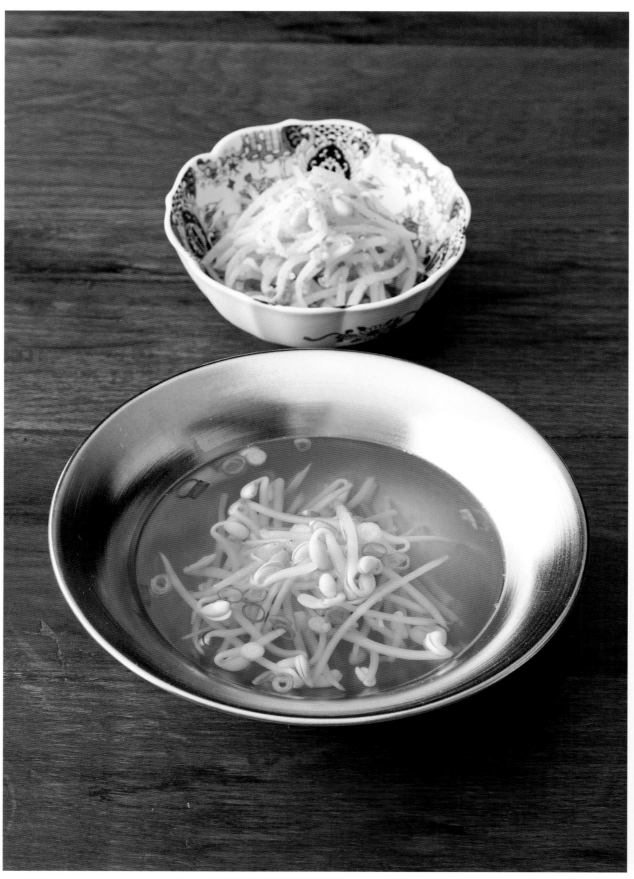

# 大豆もやしのスープとナムル

**水を巡らせる食材の代表、大豆もやし。**
**むくみ、疲労、無気力、胃の不調の改善に役立ちます**

## 大豆もやしのスープ

**材料（4人分）**

大豆もやし ── 1袋（200g）
昆布だし ── 700cc
塩 ── 小さじ1/2
にんにくのすりおろし ── 小さじ1/4
薄口しょうゆ ── 小さじ1
塩 ── 適量
小ねぎの小口切り ── 適量

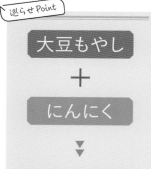

巡らせ Point

大豆もやし ＋ にんにく

▼

大豆もやしの作用（からだに
こもった余分な水を取ってむ
くみ、疲労などを改善）にに
んにくの血行促進作用をプラ
ス。水と血の巡りをよくし、胃
の働き改善にも役立つ。

**作り方**

**1** 大豆もやしは根を切って洗い、ざるに上げて水けをきる。

**2** 鍋に**1**、昆布だし、塩を入れて強火で煮立たせ、蓋をする。蓋のふちから蒸気が出るくらいの火加減にし、7分ほど煮る（途中で蓋を開けないこと）。

**3** にんにくのすりおろし、薄口しょうゆを加え、味をみながら塩で調える。

**4** 器に盛って小ねぎを散らす。

## 大豆もやしのナムル

**材料（4人分）**

大豆もやし ── 1袋（200g）
水 ── 100cc
塩 ── ふたつまみ
A│ 塩 ── 小さじ1/4
　│ 小ねぎの小口切り ── 小さじ1
　│ ごま油 ── 小さじ1/2
　│ すり白ごま ── 小さじ1

**作り方**

**1** 大豆もやしは根を切って洗い、ざるに上げて水けをきる。

**2** 鍋に**1**、水、塩を入れて煮立たせ、蓋をして蓋のふちから蒸気が出るくらいの火加減にし、7分ほど煮る（途中で蓋を開けないこと）。

**3** ざるに上げて水けをきり、Aを加えて和える。味をみて足りなければ塩で調える。

123

# 緑豆とはと麦のご飯

吹き出物やむくみの改善におすすめのご飯です。
溜まった老廃物と余分な水の排出にも役立ちます。

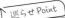巡らせPoint

緑豆
＋

はと麦
▼

緑豆の作用（余
分な熱を冷まして
水を巡らせ、解毒
に働く）とはと麦
の作用（胃腸の
働きを高め、水を
巡らせ、老廃物を
排出）が相乗効果
を生む。

## 材料（5人分）

緑豆・はと麦 ──── 各大さじ2
米 ──── 1と1/2合

## 作り方

**1** 緑豆とはと麦は洗い、たっぷりの水につけて6時間〜ひと晩浸水させる。

**2** 米は洗って炊飯器に入れ、30分おく。

**3** 1の水けをきって2に加え、2合の目盛りまで水を入れて炊く。

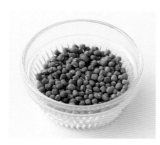

緑豆は解毒作用もあり、二日酔い、腫れ物、夏バテ予防にも役立つ。

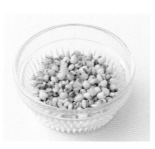

はと麦はからだにこもった熱をとる作用もあり、にきび、いぼの改善にも役立つ。

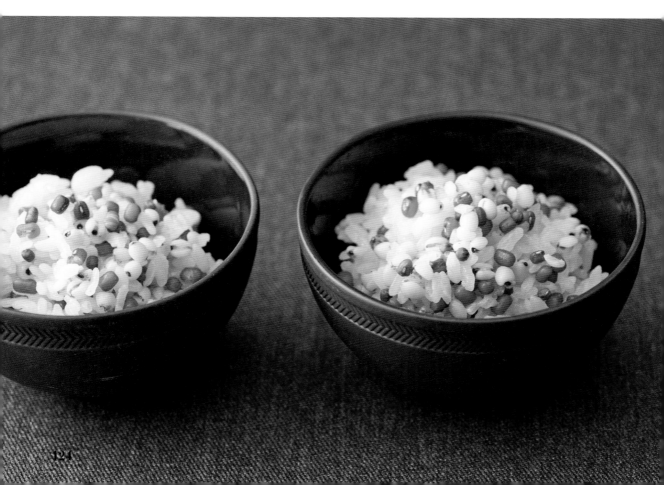

# 牛肉と緑豆春雨の薬味煮

元気がなく、むくみが気になるときによいレシピです。
気を補って水を巡らせましょう。

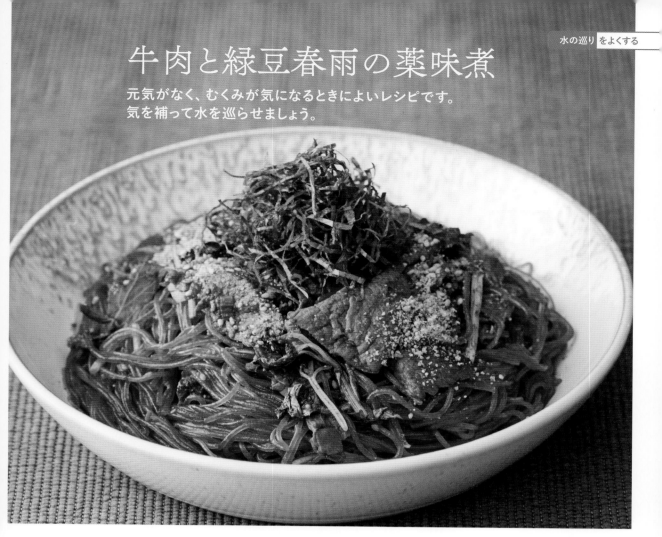

## 材料（2人分）

緑豆春雨 ------- 100g
牛肉 ------- 150g
しょうが ------- 10g
サラダセロリ ------- 1袋
にんにくのみじん切り ------- 1片分
長ねぎのみじん切り ------- 1/2本分
豆板醤 ------- 小さじ1/2
ごま油 ------- 大さじ1
すり白ごま ------- 適量
A｜チキンスープ ------- 400cc
　｜甜麺醤 ------- 大さじ2
　｜しょうゆ ------- 大さじ1
　｜砂糖 ------- 小さじ2
　｜いしる ------- 小さじ2
青じそ（千切り）------- 10枚分

## 作り方

**1** 緑豆春雨はかぶるくらいの水に浸してやわらかくし、食べやすい長さに切ってざるに上げておく。

**2** 牛肉は細かく切る。しょうがは針しょうがにする。

**3** フライパンにごま油、にんにくを入れて弱火にかけ、香りが出たら長ねぎ、牛肉、豆板醤を加えて炒め、A、**1**を加え、中火で煮て味をなじませる。

**4** 仕上げに針しょうがが、2cm長さに切ったサラダセロリを加えて混ぜ、火を止めてごま油ひとたらし（分量外）、すりごまを加える。器に盛り、青じそをのせる。

巡らせPoint

 緑豆春雨
＋
牛肉
青じそ
セロリ
▼
緑豆の作用（余分な熱を冷まして水を巡らせ、解毒に働く）を牛肉の作用（気・血を補って胃を丈夫にする）がサポートし、青じそとセロリが全体の巡りをよくする。

125

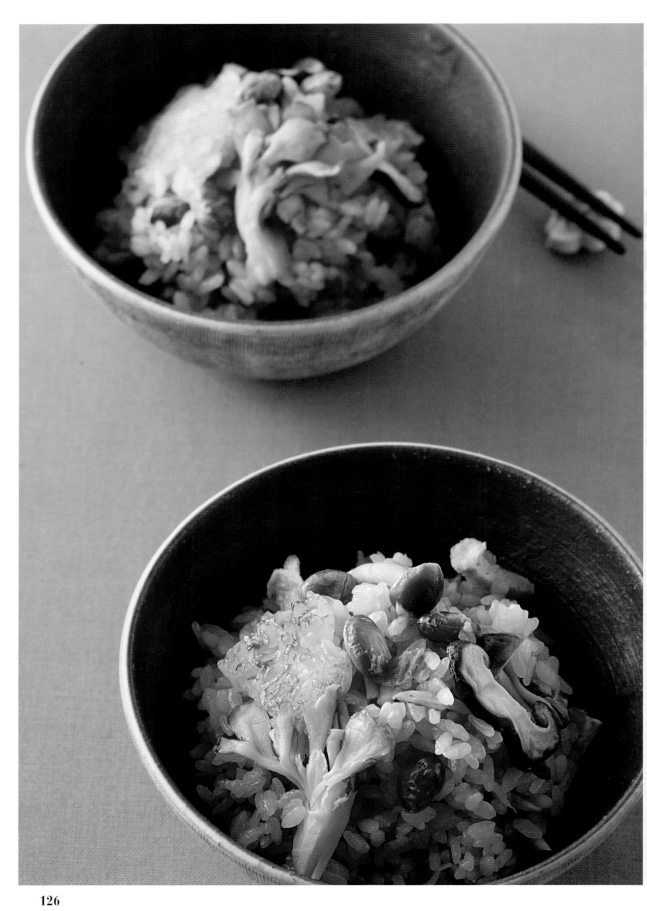

# 炒り大豆と切り干し大根の炊き込みご飯

便秘気味でむくみがあるときに食べましょう。
炒った大豆は調理がラクで消化がよい食材です。

## 材料（2合分）

米 ……… 2合
炒り大豆* ……… 30g
切り干し大根 ……… 10g
きのこ（しめじ・しいたけ・まいたけなど）……… 合わせて120g
油揚げ ……… 1/2枚
昆布 ……… 5cm角
しょうゆ ……… 大さじ1
酒 ……… 大さじ1
みりん ……… 大さじ1
水 ……… 約360cc

*大豆を炒ったもので、香ばしさと自然な甘さが特徴。
大手スーパーやデパートなどで購入可。

## 作り方

**1** 米は洗って、ざるに30分上げておく。切り干し大根はサッと洗い、水200cc（分量外）に30分ほど浸し、食べやすい長さに切る。戻し汁はとっておく。きのこと油揚げは食べやすい大きさに切る。

**2** すべての材料、切り干し大根の戻し汁を炊飯器に入れ、2合の目盛りまで水を入れて炊く。

**3** 全体をさっくり混ぜて器に盛る。

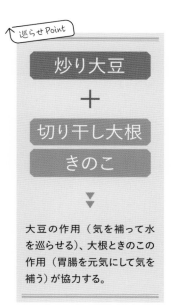

巡らせPoint

**炒り大豆**
＋
**切り干し大根**
**きのこ**
▼

大豆の作用（気を補って水を巡らせる）、大根ときのこの作用（胃腸を元気にして気を補う）が協力する。

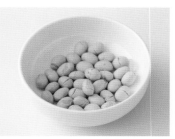

炒り大豆は、節分の豆まきでも使われるもの。乾燥大豆より火が通りやすく、うまみがあるので炊き込みご飯におすすめ。

# 小豆の薬膳がゆ

雨の日や梅雨の時季に冷えやむくみ、だるさを感じたら
小豆と雑穀のチカラで改善しましょう。

### 材料（2人分）

麦（もち麦または押し麦）―― 大さじ5
水 ―― 700cc
塩 ―― 小さじ1/4
ゆで小豆（砂糖不使用）―― 約450g
薬膳トッピング（すり黒ごま・松の実・よもぎや
　　かぼちゃの生麩・シナモンパウダー）
　　―― 各適量

### 作り方

**1** 麦は洗っておく。

**2** 鍋に水を入れて沸騰させ、麦と塩を入れて蓋をし、中
弱火で15〜20分煮る。

**3** 麦に火が通ったら、小豆を入れてハンドミキサーでなめ
らかにする。塩加減が足りないときは加えて味を調える。

**4** 器に盛り、薬膳トッピング（生麩はさっと焼いておく）を
飾る。

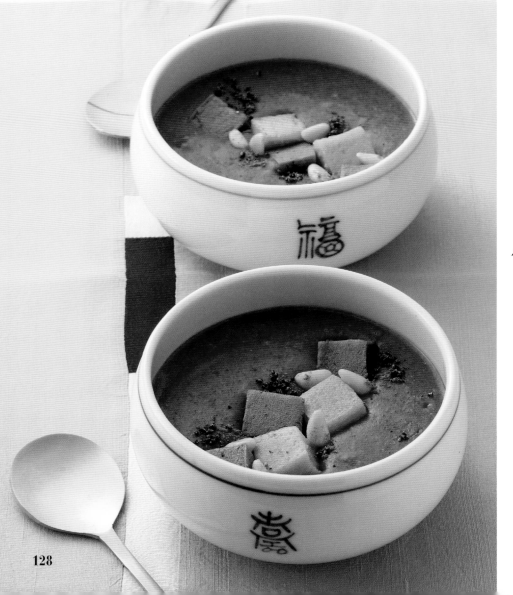

巡らせPoint

小豆
＋
雑穀
よもぎ
▼
小豆の作用（余
分な熱と水を取り
去り、利尿作用が
ある）に気・血を
補って胃を丈夫に
する雑穀、温める
よもぎをプラスし
て効果を高める。

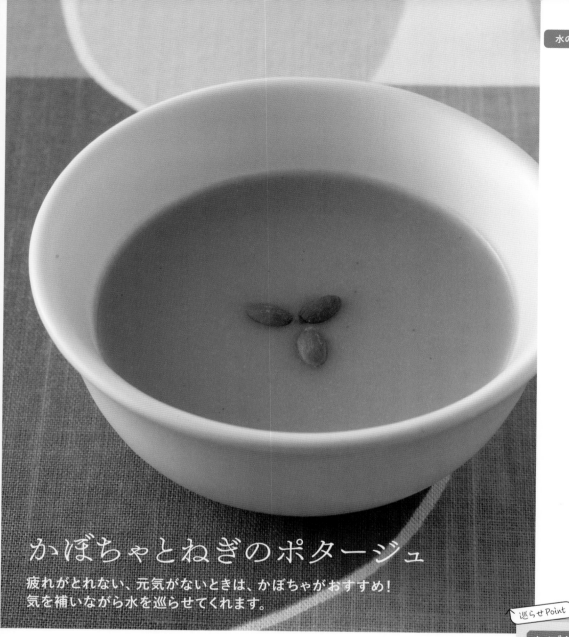

# かぼちゃとねぎのポタージュ

疲れがとれない、元気がないときは、かぼちゃがおすすめ！
気を補いながら水を巡らせてくれます。

巡らせPoint

かぼちゃ
＋
長ねぎ
玉ねぎ
▼
かぼちゃの作用
（気を補って胃腸
を元気にし、余分
な水を取り去る）
に長ねぎと玉ねぎ
の温めて巡らす作
用をプラス。

### 材料（2人分）

かぼちゃ ──── 250g（約1/4個）

長ねぎ ──── 1本

玉ねぎ ──── 1/2個

かぼちゃの種 ──── 適量

野菜ブイヨン ──── 600cc

バター ──── 10g

塩 ──── 少々

### 作り方

**1** かぼちゃは皮をむき、厚さ1cmにスライス
する。長ねぎはぶつ切り、玉ねぎは薄切
りにする。

**2** 鍋を中火で熱し、バター、**1**、塩を加えて
サッと炒め、野菜ブイヨンを加えて沸騰し
たら蓋をして、かぼちゃがやわらかくなる
まで弱火で煮る。

**3** ミキサーで**2**をなめらかにする。鍋に戻
して温め、塩（分量外）で味を調える。
器に盛り、かぼちゃの種を飾る。

# 白菜と豚肉の煮込みチャプチェ

さつまいもでつくられた韓国春雨がモチモチでおいしい！
水分代謝の悪化や便秘が気になるときにおすすめです。

## 材料（4人分）

タンミョン（韓国春雨）――― 100g

白菜 ――― 400g

豚バラ薄切り肉 ――― 100g

塩・こしょう ――― 各少々

ごま油 ――― 大さじ1

にんにくのみじん切り ――― 1片分

しょうがの千切り ――― 10g

小ねぎ ――― 6本

水溶き片栗粉 ――― 適量

すり白ごま・糸唐辛子 ――― 各適量

A｜チキンスープ ――― 300cc
　｜イワシエキス* ――― 大さじ1
　｜酒 ――― 大さじ1

*イワシエキスは、韓国の魚醬でイワシを発酵させた調味料。
ナンプラーで代用しても。

タンミョンは、韓国の春雨でさつまいもが原料。緑豆春雨（P125）とは違い、水を巡らせる食材ではないが、気を補う働きで水の巡りを助けます。

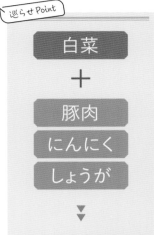

巡らせPoint

白菜
＋
豚肉
にんにく
しょうが
▼

白菜の作用（利尿作用と胃腸の機能アップに働き、水分代謝を高めてむくみや二日酔いを改善）に気を補う豚肉、巡らせ食材のにんにくとしょうがをプラス。

## 作り方

**1** タンミョンはたっぷりの水に浸して30分戻し、ざるに上げる。

**2** 白菜は大きめのひと口大に切り、芯と葉を分ける。豚肉は2cm長さに切って塩、こしょうする。

**3** フライパンにごま油とにんにくを入れて中火にかけ、香りが出たら豚肉を入れて炒める。

**4** 3に白菜の芯を入れて炒め合わせ、油が回ったらAを加えて煮立て、蓋をして弱火で6分ほど煮る。

**5** 4に1、白菜の葉、しょうがを加え、強火にして煮立て、蓋をして弱火で5分ほど煮る。

**6** 味をみて薄ければしょうゆ（材料外）で調え、5cm長さに切った小ねぎを混ぜる。水溶き片栗粉を加えて薄いとろみをつけて火を止める。

**7** 器に盛り、すりごまと糸唐辛子をあしらう。

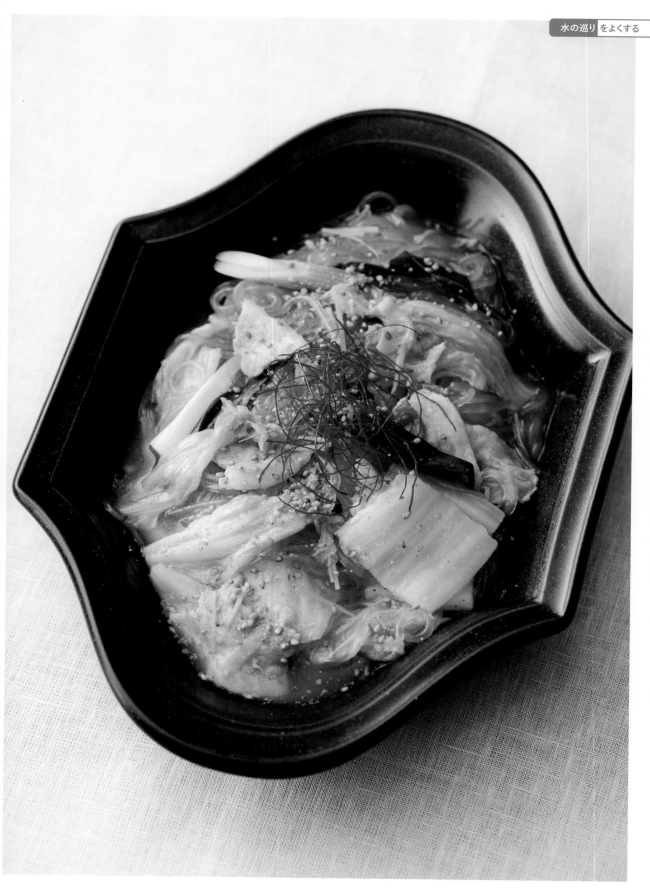

# わかめときゅうりとくず切りの中華和え

ほてりやのぼせ、むくみ、便秘の改善によい一品。
イライラと不眠の改善にも役立ちます。

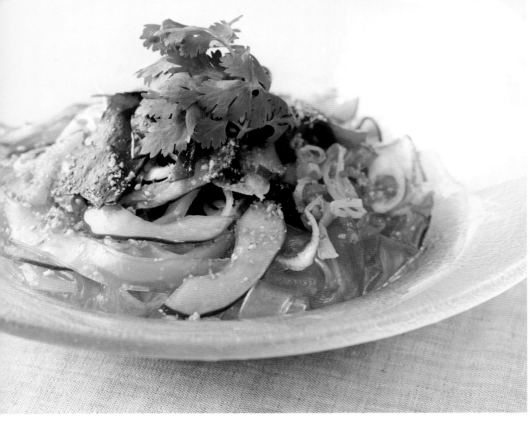

巡らせPoint

わかめ

きゅうり

＋

くず切り

▼

わかめ・きゅうりの作用（余分な熱をとり、水分代謝に働く）が相乗効果を生み、くず切りを加えて潤いを与える。

## 材料（2人分）

わかめ（生食用の刺身わかめ）…… 60g
きゅうり ……… 1本
くず切り（乾燥・幅広タイプ）…… 100g
ザーサイ（塩蔵）……… 50g
長ねぎ ……… 1本
香菜 ……… 1株（12g）
ごま油 ……… 大さじ3
すり白ごま ……… 小さじ2
A｜しょうゆ ……… 大さじ1と1/2
　｜酢 ……… 大さじ1
　｜砂糖 ……… 小さじ1と1/2

## 作り方

**1** わかめはひと口大に切る。きゅうりは縦半分に切って種をとり、斜め薄切りにする。くず切りは表示通りにゆでて流水で洗い、しっかり水けをきる。ザーサイは細切りにして水に浸し、10分おいて塩抜きし、水けをよくふく。

**2** 長ねぎは斜め薄切りにする。香菜は葉と茎に分け、茎はみじん切りにする。

**3** ボウルに1を入れ、Aを加えて混ぜ、この上に長ねぎをのせる。小さなフライパンなどでごま油を熱し、長ねぎめがけてかけ、すりごま、香菜の茎を加えて混ぜ合わせる。

**4** 器に盛り、香菜の葉をのせる。

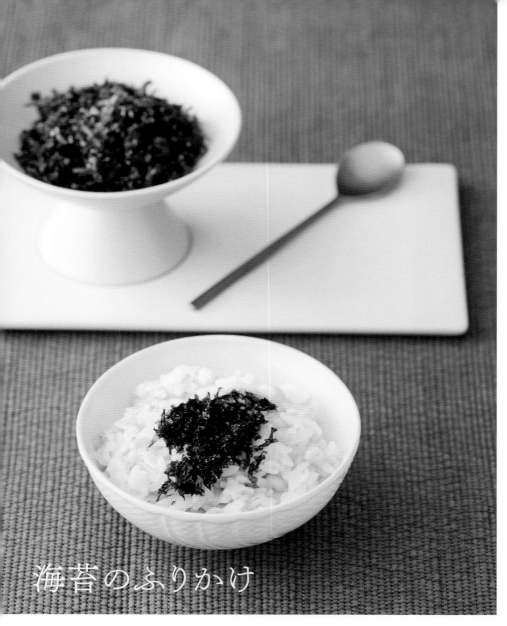

巡らせ Point

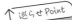

海苔

＋

ごま油

▼

海苔の作用（余分な熱を冷まして水分代謝を高め、むくみや痰の改善に働く）に涼性で潤いを与えるごま油を加えて効果を高める。

# 海苔のふりかけ

海苔は、余分な熱と水が原因の不調によい食材。
むくみ、喉の不調、のぼせ、イライラの改善を助けます。

## 材料（作りやすい分量）

バラ海苔 ……… 12g

ごま油 ……… 大さじ2

A｜砂糖 ……… 小さじ1/4
　｜塩 ……… 小さじ1/8

すり白ごま ……… 小さじ1

＊バラ海苔は、生海苔を板状にせず、そのまま
干したもの。調理前に塊をほぐしておく。

## 作り方

**1** フライパンにごま油をひいて温め、ほぐしたバラ海苔を入れ、ヘラで混ぜながらパラパラ、サクサクとするまで弱中火で5分ほど炒める。

**2** Aを加えて混ぜ、すりごまを混ぜたら火を止める。

＊冷めたら密閉容器に入れ、冷蔵庫で約1ヶ月は保存可能。

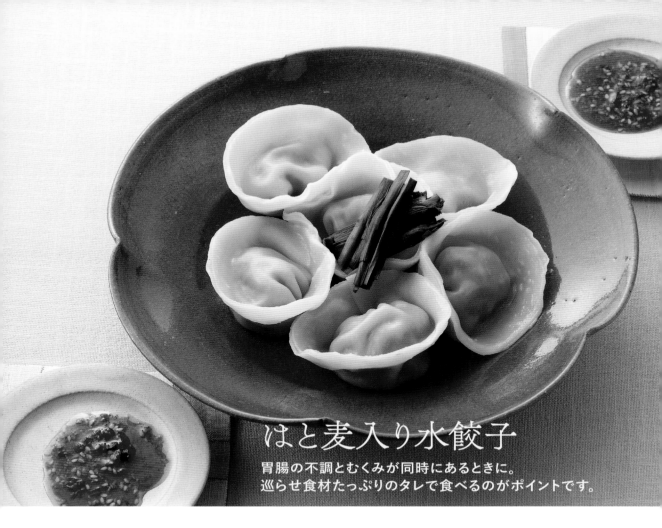

# はと麦入り水餃子

胃腸の不調とむくみが同時にあるときに。
巡らせ食材たっぷりのタレで食べるのがポイントです。

## 材料（作りやすい分量）

餃子の皮 ——— 20枚

タネ

　豚ひき肉 ——— 120g

　はと麦（ゆでたもの）——— 大さじ2

　しょうが ——— 1/2かけ

　キムチ ——— 50g

A　オイスターソース ——— 小さじ1

　酒 ——— 小さじ2

　しょうゆ ——— 小さじ1

　ごま油 ——— 小さじ1

　キムチの汁（あれば）——— 約大さじ1

にら ——— 適量

香味甘酢ダレ（P110）——— 適量

## 作り方

**1** しょうがはみじん切り、キムチは粗みじん切りにする。豚ひき肉に混ぜ合わせたAを加えてよく混ぜ、はと麦、しょうが、キムチを加えてさらに混ぜ、餃子の皮で包む（**a**）。

**2** たっぷりの熱湯でにらをサッとゆでて取り出し、続けて**1**を6分ほどゆでる。器にゆで汁少々と餃子を盛り、にらを飾る。薬味たっぷり香味甘酢ダレにつけて食べる。

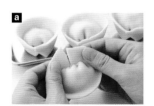

まっすぐ包んだ皮の、
端どうしを重ねて合わせる。

巡らせPoint

| はと麦 |
| + |
| タレ |
| キムチ |

はと麦の作用（胃腸の機能を高めて水を巡らせ、熱をとって老廃物を排出）をキムチや薬味の巡らせ力で効果アップ。

## 材料（2人分）

はと麦 —— 大さじ2

塩 —— ひとつまみ

ミックスビーンズ —— 80g

コーン（缶詰）—— 50g

ベビーリーフ（あれば）—— 適宜

### ジンジャードレッシング

酢 —— 小さじ1

エクストラバージンオリーブオイル
—— 大さじ1

砂糖 —— 小さじ1/2

塩 —— ひとつまみ

しょうがの搾り汁 —— 小さじ1

しょうがのみじん切り —— 小さじ1/2

## 作り方

**1** 沸騰した湯に塩を入れ、洗ったはと麦を25〜30分ゆでる。火を止め、鍋に入れたまま10分蒸らしてざるに上げる。コーンは汁けをきる。

**2** ジンジャードレッシングを作る。酢に、オリーブオイルを少しずつ糸のように垂らしながらよく混ぜる。残りの材料を加え、混ぜ合わせる。

**3** はと麦、ミックスビーンズ、コーンを混ぜ、ジンジャードレッシングで和える。皿に盛り、あればベビーリーフを添える。

ドレッシングは、アレンジも保存もOK

密閉容器に入れて、冷蔵庫で約1週間保存可能。お好みでパセリやセルフィーユなどを刻んで入れるのもおすすめ。

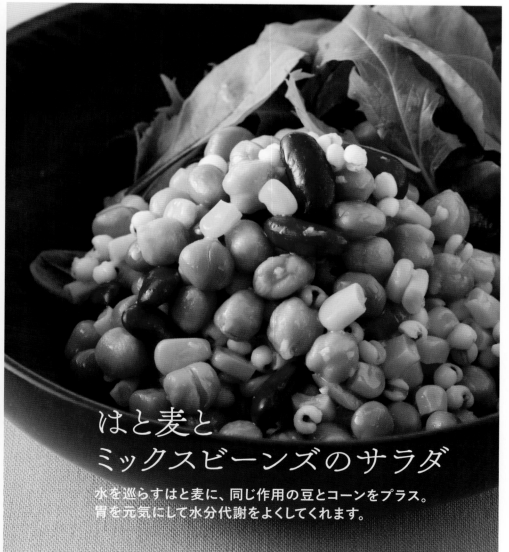

# はと麦とミックスビーンズのサラダ

**水を巡らすはと麦に、同じ作用の豆とコーンをプラス。
胃を元気にして水分代謝をよくしてくれます。**

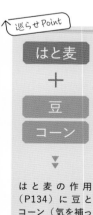

巡らせPoint

はと麦

＋

豆

コーン

▼

はと麦の作用（P134）に豆とコーン（気を補って水を巡らす作用）を加え、相乗効果を生む。

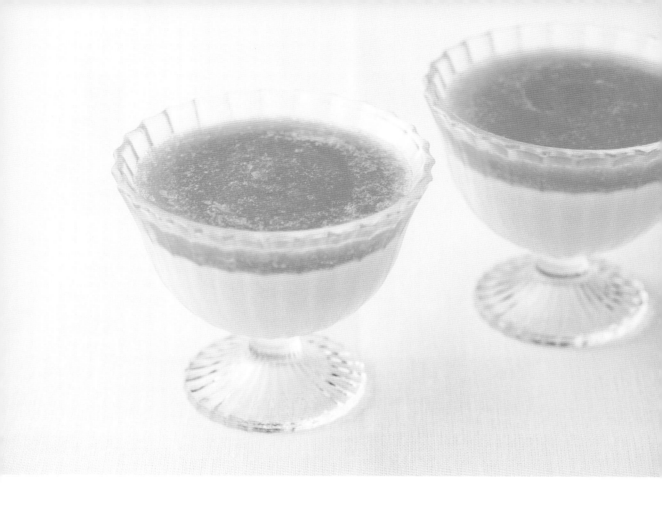

# ココナッツムース メロンソース

暑い時季にぴったりのデザートです。
渇きを癒しながら水分代謝を促進します。

## 材料（4個分）

ココナッツミルク ……… 280cc
牛乳 ……… 280cc
砂糖 ……… 80g
塩 ……… ふたつまみ
板ゼラチン ……… 5g
赤肉メロン ……… 1/2個

*板ゼラチンはかぶるくらいの水に浸して戻しておく。

## 作り方

**1** 鍋にココナッツミルク、牛乳、砂糖を入れて泡立て器でよく混ぜ、中火にかけて温め（沸騰させないように注意する）、水けをきった板ゼラチンを加え、よく混ぜて溶かす。塩を加えて火を止め、ボウルに移す。

**2** 1のボウルの底を氷水に漬けてかき混ぜ、粗熱がとれたら器4個に分け入れて冷蔵庫で冷やし固める。

**3** 赤肉メロンは皮と種をとり、果肉をミキサーにかけてソース状にし、冷蔵庫で冷やす。2が固まったらかける。

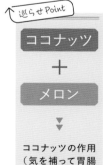

巡らせPoint

ココナッツ
＋
メロン
▼
ココナッツの作用（気を補って胃腸を元気にし、利尿作用、渇きを癒す）に同じような作用のメロンを加えて相乗効果を生む。

# すいかのシャーベット

すいかは溜まった熱と水を取り去る作用が強く、
夏バテ、熱中症予防におすすめです。

## 材料（4人分）

すいか ……… 正味500g

ミント・塩・レモン ……… 各適量

## 作り方

**1** すいかは皮と種をとり、ミキサーにかけて冷凍用保存袋に
入れ、薄く平らにして冷凍庫で冷やし固める。

**2** 途中でようすをみて、固まりかけていたら麺棒などで叩いて
くずす。これを2〜3回繰り返し、シャーベット状にする。

＊この状態で1ヶ月ほど冷凍保存できる。

**3** グラスの縁をレモンで濡らし、ところどころ塩をつけ、**2**を
盛ってミントをのせる。

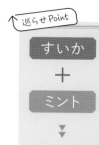

巡らせPoint

すいか ＋ ミント

すいかの作用（余
分な熱と水を取り
去り、からだを潤
す）にミントの巡
らせ力をプラスし、
効果を高める。

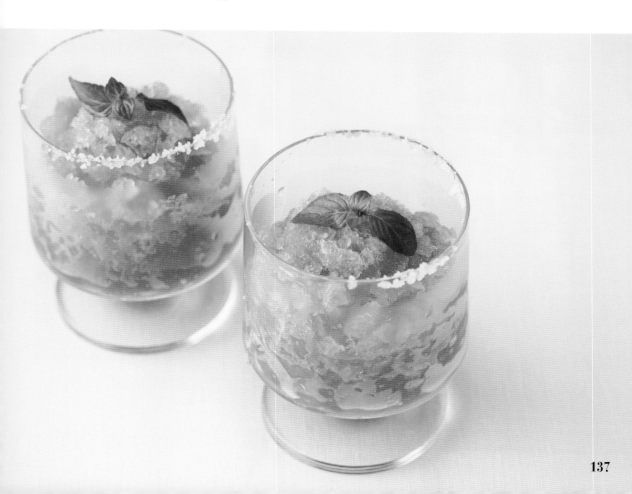

**137**

# 私の薬膳ごはん

　私にとって「薬膳ごはん」は、子どものころから日々の食卓にありました。私の母は韓国・慶尚北道安東出身で、日本で漢方医をしていました。鍼灸や漢方薬の仕事を忙しくしながらも手作りの食事を用意してくれました。庭で育てた韓国かぼちゃで焼いてくれたチヂミ、手作りのコチュジャンやキムチ、たっぷり作ってくれたわかめスープなど、数えればきりがないほど。そんな季節や体調に合わせた料理は、すべて韓国の薬膳ごはんでした。

　薬膳は中国伝統医学の理論をベースに作られる料理です。そして韓国では、医学だけでなく養生も大切に考える食生活があります。このふたつが私の薬膳のルーツとなっています。この本でも、そんな韓国薬膳をたくさんご紹介しました。

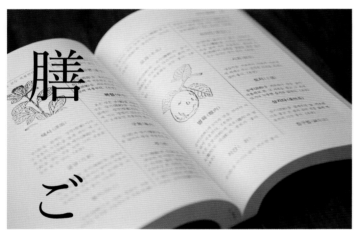

## 韓国には「韓国の薬膳」日本には「日本の薬膳」

　薬膳とは「中医学（中国伝統医学）の理論に基づいた料理」ですが、それはかならずしも「中国料理」でなくていいのです。私の大切なテキストの一冊にこうあります。

　―― 国が変われば風土、気候も異なり、人の命の源である"食"にも違いがある。だから、健康でいるため、また病を治すため、自然環境や生活習慣が人体に与える影響を考えなければならない ――

　これは、韓国で知らぬ人はいない名著『東医宝鑑』の一節です。『東医宝鑑』は韓国医学の歴史の中で三大医学者の一人とされる許浚（ホ・ジュン）が14年もの歳月をかけて著した医学書。この本は中医学の理論を基本としながら、韓国歴代の医学書をもとに独自の方法で編集されています。韓国で採取した薬材や薬になる食材、韓国に古くから伝わる民間療法をはじめとする医術をまとめており、中国にも何度も逆輸出され、日本でも刊行されている優秀な医学書です。

また、日本では奈良時代に古代の中医学が伝わり、日本の気候や風土に根ざした独自の医学である漢方に発展しました。韓国も日本も同じように中医学を自国のものにしていきました。

## 日本の気候と食材で
## 毎日のご飯に薬膳を

韓国料理には数えきれないほど、日常の食生活に"薬膳の教え"が含まれています。日本でも取り入れられるものは、ぜひ取り入れていきましょう。

たとえば、日本でよく知られている韓国薬膳の代表「参鶏湯（サムゲタン）」。韓国では、夏の一番暑い時期に「伏日（ポンナル）」という日が3度あり（三伏といい、初伏・中伏・末伏の3日間）、保養食を食べて暑気払いをします。そこで食されるもののひとつが参鶏湯です。からだを温める鶏肉に高麗人参、ナツメなどの食薬が詰められ、暑い最中にアツアツの状態で食するのですが、それには理由があります。韓国には「以熱治熱（イヨルチヨル）」という考え方があり、熱をもって熱を治めることで、暑気払いをし、夏バテを予防することを意味しているのです。夏は暑さで発汗することが多くなり、汗とともに体内の気が失われがち。高麗人参、ナツメ、鶏肉などの補気作用に優れた食材を摂って気をチャージし、夏バテ防止に努め

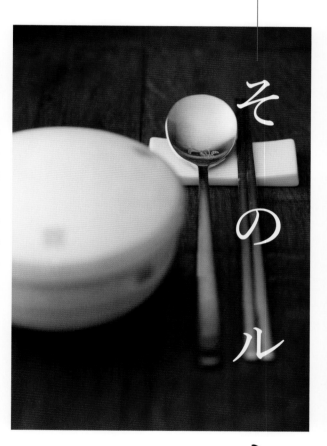

ることは、薬膳の考えからみても理にかなった季節の食養生といえます。冷たいものを飲食する機会も多く、胃腸が弱りがちになる蒸し暑い時期に熱いものを摂ることで、胃腸の機能を低下させないという配慮です。

こんな韓国薬膳の教えをもとに、日本の気候に合わせて日本でとれる食材を用い、味つけも日本風にアレンジすることはごく自然なことです。私の薬膳ごはんは、そんな思いを込めています。

新開 ミヤ子

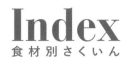

## 穀類

気を補って胃を元気にし、エネルギーを全身に巡らせます。
米は平性（もち米は温性）で体質や不調にかかわらず適しますが、小麦・そば・はと麦などは涼性なので注意しましょう。

## 大豆・大豆製品

大豆・豆乳は平性で胃腸を元気にしますが、
にがりを加えて作る豆腐は涼性で潤いを与えます。

## そのほかの豆

豆はからだのデトックスを助けることで水を巡らせ、
同時に穀物やいもと同じく気を補います。

## いも類

気を補って元気をつけてくれ、胃の調子を整えます。
季節や体調を問わず、毎日でも食べやすい食材です。

# Index

## キムチ

たっぷりの野菜、にんにく、しょうが、唐辛子、果物、塩辛を使った発酵食品で、巡らせ力、温め力が高いです。

## きのこ類

巡らせ力が高く、デトックスに最適です。便秘改善に役立ち、からだを潤します。

## 果物

余分な熱をとり、水を巡らせて乾燥を潤し、香りのよいものは気も巡らせます。

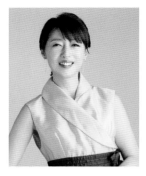

新開ミヤ子（しんかい みやこ）

薬膳料理・韓国料理研究家、国際中医師・国際中医薬膳師

鍼灸師・按摩・マッサージ・指圧師の国家資格を取得し、病院の理学療法室に勤務。その後、客室乗務員に転職し、国内外のフライトを通じてさまざまな食文化に触れる。退職後、北京中医薬大学日本校にて国際中医師、国際中医薬膳師の資格を取得し、2009年より「体の中からキレイと元気を作る」をテーマに薬膳料理教室"薬膳Salon"を主宰。テレビ・雑誌などのメディアでも活躍中。薬日本堂の漢方スクール「漢方養生指導士コース」では13年間、講師を務めた。
https://yakuzencooking.jp/

## Staff

| | |
|---|---|
| デザイン | 釜内由紀江（GRiD）<br>清水桂（GRiD） |
| 調理アシスタント | 飯田美奈 |
| 撮影 | 菅原史子、松永直子 |
| スタイリング | 宮澤由香 |
| イラスト | 碇優子 |
| 校正 | ディクション株式会社 |
| 編集 | キムアヤン |

本書の内容に関するお問い合わせは、お手紙かメール（jitsuyou@kawade.co.jp）にて承ります。恐縮ですが、お電話でのお問い合わせはご遠慮くださいますようお願いいたします。

## からだ巡らす薬膳ごはん

2023年10月20日 初版印刷
2023年10月30日 初版発行

| | |
|---|---|
| 著　者 | 新開ミヤ子 |
| 監　修 | 薬日本堂 |
| 発行者 | 小野寺優 |
| 発行所 | 株式会社河出書房新社 |
| | 〒151-0051 |
| | 東京都渋谷区千駄ヶ谷2-32-2 |
| | 電話 03-3404-1201（営業） |
| | 　　 03-3404-8611（編集） |
| | https://www.kawade.co.jp/ |

印刷・製本 図書印刷株式会社

ISBN978-4-309-29340-0
Printed in Japan

＊本書は『家庭で楽しむ韓国薬膳料理』（2013年小社刊）、『冷えとり薬膳レシピ』（2012年小社刊）から一部のレシピを再収録したうえ、新規のレシピと解説原稿を大幅に追加して、新たに全体を編集したものです。

## NIHONDO 薬日本堂株式会社

### 店舗事業(3業態)

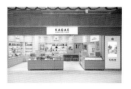

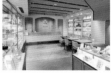

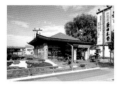

KAGAE KAMPO BOUTIQUE
カガエ カンポウ ブティック

NIHONDO KAMPO BOUTIQUE
ニホンドウ漢方ブティック

薬日本堂
薬日本堂

### ニホンドウ漢方ミュージアム

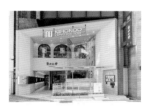

漢方ブティック

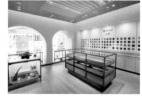

漢方ギャラリー

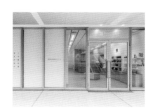

漢方スクール

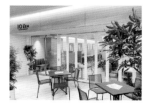

薬膳レストラン

薬日本堂　www.nihondo.co.jp
ニホンドウ漢方ミュージアム　www.nihondo.co.jp/shop/museum
薬日本堂漢方スクール www.kampo-school.com
薬日本堂オンラインショップ　www.nihondo-shop.com